中医入门经典小文库

汤头歌诀

(清)汪昂 著

上海大学出版社
·上海·

图书在版编目(CIP)数据

汤头歌诀/(清)汪昂著．—上海：上海大学出版社，2023.8
(中医入门经典小文库)
ISBN 978-7-5671-4785-0

Ⅰ.①汤… Ⅱ.①汪… Ⅲ.①方歌－汇编 Ⅳ.①R289.4

中国国家版本馆 CIP 数据核字(2023)第 141690 号

策划编辑　陈　露　张淑娜
责任编辑　陈　露
助理编辑　张淑娜
封面设计　缪炎栩
技术编辑　金　鑫　钱宇坤

中医入门经典小文库

汤头歌诀

(清)汪昂　著

上海大学出版社出版发行
(上海市上大路 99 号　邮政编码 200444)
(https://www.shupress.cn　发行热线 021-66135112)
出版人　戴骏豪

*

南京展望文化发展有限公司排版
上海光扬印务有限公司印刷　各地新华书店经销
开本 890mm×1240mm　1/32　印张 4.75　字数 115 千
2023 年 8 月第 1 版　2023 年 8 月第 1 次印刷
ISBN 978-7-5671-4785-0/R·38　定价　25.00 元

版权所有　侵权必究
如发现本书有印装质量问题请与印刷厂质量科联系
联系电话: 021-61230114

以终为始，从关键词到知识体系

——"中医入门经典小文库"丛书导读

亲爱的中医学友：

您好！我非常荣幸地向您推荐和导读由上海大学出版社策划的"中医入门经典小文库"丛书。这套丛书由传统中医的"四小经典"，即《医学三字经》《药性赋》《汤头歌诀》与《濒湖脉学 奇经八脉考》，加上同样简短而实用的《十四经发挥》和《笔花医镜》组成，希望这些经典书籍能够帮助您更快地入门中医。

相信您听许多老师和前辈强调过：学习中医经典至关重要。因此，您可能迫不及待地想要开始埋头苦读了。然而，在此之前，最重要的是明确你的学习目标，并找到一种适合的方法引领您走上探索中医之路。因此，我向您推荐以构建中医知识体系为最终目标，并采用麦肯锡关键词学习法。

为什么我们需要构建中医知识体系呢？因为中医作为中国传统医学的瑰宝，融合了悠久的历史和复杂的理论与方法，涉及阴阳五行、脏腑经络、四诊、方药、针灸、内外妇儿等多个方面。每个方面都包含着丰富的知识。如果我们只是零散地学习某些知识点，很容易陷入碎片化的学习状态，难以厘清思路,甚至感到困惑和挫败。而通过构建中医知识体系,我们能够有机地将各种知识点相互联系起来,形成完整的结构和清晰的层次,最终帮助我们在临床实践中从多个维度把握患者,高效地运用各类中医知识。

在构建知识体系的过程中,麦肯锡关键词学习法(McKinsey keyword learning method)是一种非常有效的方法。这种方法源自麦肯锡咨询公司,这是全球顶尖的管理咨询公司之一。它被广泛应用于提高学习者对复杂领域知识的理解和记忆。该方法的核心在于将关键词作为记忆的中心,通过构建关键词之间的联想关系来激发你的主动思考和记忆能力,从而帮助你整合和应用知识。

接下来,让我以"中医入门经典小文库"丛书中的六本小书为例,谈一谈如何通过麦肯锡关键词学习法来构建属于你自己的中医知识体系。

首先,您需要提取关键词作为构建知识体系的起点。我推荐先阅读《医学三字经》。这本书的作者陈修园被誉为"一代儒医",既是为官良臣,也是活人良医,著述数十种,特别注重医学的普及。《医学三字经》是他医学普及事业的精华,可以看作一本关于中医的小型百科全书。全书主体分为24个部分,仿效《三字经》的体例,采用三个字组成一句歌诀的形式。几乎每句歌诀都可以提取出关键词,帮助您了解中医学的起源和发展,以及内科、妇科、儿科常见病的病因和治疗方法,涉及许多常用的中药方剂。书后还附有阴阳、脏腑和四诊等基础知识,可以进一步提取关键词。

在入门阶段,我建议您准备一支荧光笔,分三遍阅读《医学三字经》。第一遍,只阅读歌诀部分,并用荧光笔划出你对定义不太清楚的关键词。例如,对于"灵枢作,素问详",你可能不太清楚《灵枢》《素问》具体指的是什么,请先划出来。第二遍,阅读歌诀的注解以及附带的方药和基础知识部分,划出其中的关键词。例如,对于"平胃加,寒湿试"的注解,你可以将其中的"平胃散"和"香连丸"作为关键词,在后文中查找这两个方子,并进一步将其中的中药也作为关键词。第三遍,边阅读边试着用自己的语言向家人或朋友解释您划出的关键词(可以借鉴费曼学习法)。如果发现仍然难以解释,那么请将这个关键词圈出来,并通过网络搜索、阅读教材和其他相关书籍等进一步弄清楚。

通过以上三遍阅读,您对中医历史上的核心观念、名医、经典著作、常见病、四诊、中药和方剂将建立起初步的认知。这将为您进一步构建知识体系奠定基础。

第二,您需要主动思考,在关键词之间建立关联。在阅读《医学三字经》后,您已经获得了临床表现(包括各类直观的症状)、中药和方剂等几类重要关键词。根据"对症用药"的原则,建立临床表现和中药这两类关键词之间的联系是很自然的。这种联系也是许多面向大众的中医科普书的核心主题之一。经典之所以被称为经典,是因为读过《药性赋》后,您不仅会对上述这些科普书有一种"一览众山小"的感觉,而且在日常生活中也会常常有会心的体悟。比如,在品尝大闸蟹时,沾紫苏姜末醋可能会让你想到"米醋可以消肿益血,紫苏可以下气散寒"。《药性赋》的作者身份一度成谜,但并不妨碍它得到历代中医学子的喜爱并流传至今。无论从哪个角度看,这本小册子之所以经久不衰，一方面是因为它从关键词出发，对寒性药、温性药和平性药进行了精准的"临床表现－中药"关联，另一方面是因为它运用了特别优美的韵语文体，使学习者在朗朗上口中久久难忘，受益终生。

另外，值得一提的是，现代心理学家观察到，学习者在接收信息的能力上可以分为两类：一类倾向于通过倾听语音来获取信息，被称为"听觉型"；另一类则倾向于通过阅读文字来获取信息，被称为"阅读型"。在识字率普遍不高的年代里，各类中医歌诀之所以能够流传下来，虽然是因为兼顾了两种类型，但更重要的原因是因为它们有利于"听觉型"的学习者。如果您更倾向于"阅读型"，可能会不太喜欢背诵《药性赋》这样的歌诀，但这并不影响您对"临床表现－中药"精准关联的熟悉和掌握。当然，由于大多数人同时具备"听觉型"和"阅读型"的特点，因此在开始学习时，您无需担心，可以大胆尝试，让《药性赋》这本历久弥新的经典始终回荡在你的耳边。

说完了关于"临床表现－中药"两类关键词之间的关联，您可能会想要去探索不同的"中药－中药"、以及"临床表现－临床表现"关键词之间的关联，进而建立这些关键词与方剂关键词之间的关联。在这一方面，《汤头歌诀》将会给你很大的帮助。作者汪昂是终身学习的楷模，这本书是他在耄耋之年编写的，收录了数百个经典方剂，并且用七言诗的形式组织了简练而优美的歌诀。背熟这些歌诀，您就能够以方剂关键词为核心，串联起常用的中药药对和临床表现组合，对于各个方剂的使用方法、适应病症以及需要调整的情况等方面也会有一定的了解。这时候，跟随以汤药为主的老师去学习，您将更容易有所收获。

然而,《汤头歌诀》中反映的关于"临床表现"关键词之间的关联还相对简单,因此您需要进一步阅读《十四经发挥》这本书。该书的作者滑寿是一位博学多才的学者,对儒学和医学都有深入的研究,尤其擅长总结文献。《十四经发挥》是他在《金兰循经取穴图解》的基础上,整合了《素问》《难经》《甲乙经》和《圣济总录》等书中相关内容而撰写的。在当时,这本书对于推动中医针灸的复兴和进一步发展起到了重要的作用。滑寿将任脉、督脉和十二正经并称"十四经",这一观点即使在今天看来依然非常独特并具有临床价值。通过阅读《十四经发挥》,您不仅可以从经络的角度将全身各种临床表现从上到下、从内到外地串联起来,还会获得一系列与穴位相关的关键词,以弥补之前三本书中的不足。在之后,您可以尝试跟随以针灸为主的老师学习。

通过阅读前四本书,您已经提取了大量有效的关键词,并在其中建立起了关联。然而,一旦面对实际患者,您可能会发现思绪万千,对疾病进行诊治时无从下手。毋庸置疑,中医涉及的知识点和关键词非常庞杂。面对如此多的知识点以及它们之间的关联,如何在短时间内尽可能多地回忆起所掌握的关键知识点来进行诊治呢?为了解决这个问题,古代先贤们摸索出了一种极其巧妙的方法——用脉诊来快速激发医师对于疾病的知识储备。

类似于《十四经发挥》,《濒湖脉学 奇经八脉考》也是在脉诊领域的一本集大成的重要著作。它的作者是费尽一生心血,为后世留下巨著《本草纲目》的"药圣"李时珍。《濒湖脉学》中总结了他丰富的临床经验，《奇经八脉考》则体现了他对奇经八脉的深刻见解，所附的《四言举要》和《脉诀考证》也是如此。需要提醒的是，由于每个人指腹的敏感度不同，您对于脉象的体会可能是独特的。因此，在阅读本书并建立中医关键词的关联时，不要心急。相信随着学习的深入和临床经验的积累，这本书将不断为您带来新的启发。

最后，您应该将所掌握的关键词及其关联关系应用于实际临床，从而构建自己初步的知识体系。 从某种意义上说，历代名医们的著作都具备了独特的知识体系，有的是集大成，有的是开创先河。这个构建过程并非一蹴而就，而是需要日积月累的努力。

在入门阶段，您是否需要一个"小而美"的中医知识体系作为参考呢？答案是肯定的，"中医入门经典小文库"丛书中推荐的《笔花医镜》就是这样一本书。该书的作者江涵暾以笔花为号。他与陈修园类似，既是官员又是医生。他普及医学的方法更为直接：希望通过他的书让人们能够像照镜子一样清晰明了地理解看病的过程，这就是《笔花医镜》诞生的初衷。

通常，将简单的事情复杂化很容易，而将复杂的事情简化却很难，这是对一个人的能力与功力的考验。正因为作者构建了简洁而有效的知识体系，才让中医看病这一复杂的过程变得简单，并使得《笔花医镜》在民间一直深受欢迎，屡屡重印。通过学习这本小书，你将能够回顾之前五本书中了解到的有关诊法、治法、脏腑、经络、方剂和中药等各类关键词，并加深对这些关键词之间关联的理解。通过实际应用书中记录的诊疗思路，您还能学习到优秀的临床医师是如何整合中医知识点的，最终形成自己初步的知识体系。

总之，在学习这套丛书的过程中，您可能会遇到一系列难题和挑战，但不必气馁，这正是中医学的魅力所在。通过精读这六本经典小书，您将能够挖掘中医知识的关联性，逐渐形成属于自己的知识体系。最重要的是，不要忘记将学到的知识应用于实际临床，也不要忘记在临床之余重新翻看这套丛书。祝您能以终为始、取精用宏，在探索中医知识的航程中一帆风顺！

上海中医药大学附属龙华医院

孙　鼎

2023 年 7 月

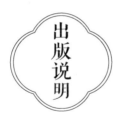

出版说明

汪昂（1615～1694年），字讱庵，安徽休宁人，明末清初著名医家。汪氏撰有多部医学著作，其中《汤头歌诀》是一部中医方剂专著，共一卷，刊于清朝康熙年间（1694年）。本书选录中医常用方剂300余方，分为补益、发表、攻里、涌吐等20类。全篇采用七言诗体，每方均包括方名、药名、适应病证、药物加减、剂量、剂型等，读起来朗朗上口，再加上每方都有简要的注释，通俗易懂。

本书以清光绪五年（1879年）扫叶山房刻本为底本进行整理，采用简体横排，加用标点符号。古籍中的异体字、通假字、古今字以及不规范的字，径改为规范的简体字。凡古籍所见"右药""右方"等字样，"右"均改为"上"。对古籍中出现的中药名词予以规范，如"旋复花"改为"旋覆花"，"浓朴"改为"厚朴"，"栝蒌"改为"瓜蒌"等。

序

　　古人治病，药有君臣，方有奇偶，剂有大小，此汤头所由来也。仲景为方书之祖，其《伤寒论》中既曰太阳证、少阳证、太阴证、少阴证矣，而又曰麻黄证、桂枝证、柴胡证、承气证等。不以病名病，而以药名病。明乎因病施药，以药合证，而后用之，岂苟焉而已哉！今人不辨证候，不用汤头，率意任情，治无成法，是犹制器而废准绳，行阵而弃行列，欲以已病却疾，不亦难乎？盖古人制方，佐使君臣，配合恰当；从治正治，意义深长。如金科玉律，以为后人楷则。惟在善用者，神而明之，变而通之，如淮阴背水之阵，诸将疑其不合兵法，而不知其正在兵法之中也。旧本有《汤头歌诀》，辞多鄙率，义弗赅明，难称善本。不揣愚瞽，重为编辑，并以所主病证括入歌中，间及古人用药制方之意。某病某汤，门分义悉；理法兼备，体用具全；千古心传，端在于此。实医门之正宗，活人之彀率也。然古方甚多，难以尽录。量取便用者，得歌二百首。正方、附方共三百有奇。盖易则易知，简则易从。以此提纲挈领，苟能触类旁通，可应无穷之变也。是在善读者加之意耳。

康熙甲戌夏月休宁八十老人汪昂题

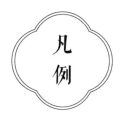

一、本集诸歌，悉按沈约诗韵。其中平仄不能尽协者，以限于汤名、药名，不可改易也。

二、古歌四句，仅载一方，尚欠详顺。本集歌不限方，方不限句；药味药引，俱令周明；病证治法，略为兼括。或一方而连汇多方，方多而歌省，并示古人用药触类旁通之妙，间及加减之法，便人取裁。

三、《医学入门》载歌三百首，东垣歌二百六十八首，皆不分门类。每用一方，搜索殆遍。本集歌止二百首，而方三百有奇，分为二十门。某病某汤，举目易了。方后稍为训释，推明古人制方本义，使用药者有所依据，服药者得以参稽，庶觉省便。

四、歌后注释，所以畅歌词之未备，颇经锤炼。读者倘不鄙夷，亦可诵习也。

五、拙著《医方集解》，网罗前贤方论，卷帙稍繁，不便携带。故特束为歌诀，附于本草之末，使行旅可以轻赍，缓急得以应用也。

六、是书篇章虽约，苟熟读之，可应无穷之变，远胜前人盈尺之书数部。有识之士，当不以愚言为狂僭也。

讱庵汪昂漫识

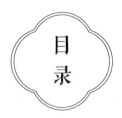

目录

补益之剂 十首、附方七
  四君子汤 ·············· 1
  升阳益胃汤 ············ 2
  黄芪鳖甲散 ············ 2
  秦艽鳖甲散 ············ 3
  秦艽扶羸汤 ············ 3
  紫菀汤 ·············· 4
  百合固金汤 ············ 4
  补肺阿胶散 ············ 5
  小建中汤 ············· 5
  益气聪明汤 ············ 6

发表之剂 十四首、附方八
  麻黄汤 ·············· 7
  桂枝汤 ·············· 7
  大青龙汤 ············· 8
  小青龙汤 ············· 9
  葛根汤 ·············· 9
  升麻葛根汤 ··········· 10
  九味羌活汤 ··········· 10

  十神汤 ············· 11
  神术散 ············· 11
  麻黄附子细辛汤 ········ 12
  人参败毒散 ··········· 13
  再造散 ············· 13
  麻黄人参芍药汤 ········ 14
  神白散 ············· 15

攻里之剂 七首、附方四
  大承气汤 ············ 16
  小承气汤 ············ 17
  调胃承气汤 ··········· 17
  木香槟榔丸 ··········· 18
  枳实导滞丸 ··········· 18
  温脾汤 ············· 19
  蜜煎导法 ············ 19

涌吐之剂 二首、附方六
  瓜蒂散 ············· 21
  稀涎散 ············· 22

和解之剂 九首、附方五

小柴胡汤 ······ 23
四逆散 ······ 23
黄连汤 ······ 24
黄芩汤 ······ 24
逍遥散 ······ 25
藿香正气散 ······ 26
六和汤 ······ 26
清脾饮 ······ 27
痛泻要方 ······ 28

表里之剂 八首、附方五

大柴胡汤 ······ 29
防风通圣散 ······ 30
五积散 ······ 30
葛根黄芩黄连汤 ······ 31
参苏饮 ······ 32
茵陈丸 ······ 32
大羌活汤 ······ 33
三黄石膏汤 ······ 34

消补之剂 七首、附方六

平胃散 ······ 35
保和丸 ······ 36
健脾丸 ······ 36
参苓白术散 ······ 37

枳实消痞丸 ······ 38
鳖甲饮子 ······ 38
葛花解酲汤 ······ 39

理气之剂 十一首、附方八

补中益气汤 ······ 40
乌药顺气汤 ······ 41
越鞠丸 ······ 41
苏子降气汤 ······ 42
四七汤 ······ 42
四磨汤 ······ 43
代赭旋覆汤 ······ 44
绀珠正气天香散 ······ 44
橘皮竹茹汤 ······ 45
丁香柿蒂汤 ······ 45
定喘汤 ······ 46

理血之剂 十三首、附方六

四物汤 ······ 47
人参养荣汤 ······ 48
归脾汤 ······ 48
当归四逆汤 ······ 49
养心汤 ······ 50
桃仁承气汤 ······ 50
犀角地黄汤 ······ 51
咳血方 ······ 51

秦艽白术丸 … 52	吴茱萸汤 … 65
槐花散 … 52	益元汤 … 65
小蓟饮子 … 53	回阳救急汤 … 66
四生丸 … 53	四神丸 … 67
复元活血汤 … 54	厚朴温中汤 … 67
	导气汤 … 68
	疝气方 … 68
	橘核丸 … 69

祛风之剂 十二首、附方四

小续命汤 … 55
大秦艽汤 … 56
三生饮 … 56
地黄饮子 … 57
独活汤 … 58
顺风匀气散 … 58
上中下通用痛风汤 … 59
独活寄生汤 … 60
消风散 … 60
川芎茶调散 … 61
清空膏 … 61
人参荆芥散 … 62

祛寒之剂 十二首、附方二

理中汤 … 63
真武汤 … 63
四逆汤 … 64
白通加人尿猪胆汁汤 … 64

祛暑之剂 五首、附方十

三物香薷饮 … 70
清暑益气汤 … 71
缩脾饮 … 71
生脉散 … 72
六一散 … 73

利湿之剂 十三首、附方八

五苓散 … 74
小半夏加茯苓汤 … 75
肾着汤 … 75
舟车丸 … 76
疏凿饮 … 76
实脾饮 … 77
五皮饮 … 77
羌活胜湿汤 … 78
大橘皮汤 … 79

3

茵陈蒿汤………… 79
　　八正散…………… 80
　　萆薢分清饮……… 80
　　当归拈痛汤……… 81

润燥之剂 十三首、附方二

　　炙甘草汤………… 82
　　滋燥养荣汤……… 82
　　活血润燥生津饮… 83
　　润肠丸…………… 83
　　韭汁牛乳饮……… 84
　　通幽汤…………… 84
　　搜风顺气丸……… 85
　　消渴方…………… 85
　　白茯苓丸………… 86
　　猪肾荠苨汤……… 86
　　地黄饮子………… 87
　　酥蜜膏酒………… 87
　　清燥汤…………… 88

泻火之剂 二十七首、附方九

　　黄连解毒汤……… 89
　　附子泻心汤……… 90
　　半夏泻心汤……… 90
　　白虎汤…………… 91
　　竹叶石膏汤……… 91

　　升阳散火汤……… 92
　　凉膈散…………… 92
　　清心莲子饮……… 93
　　甘露饮…………… 93
　　清胃散…………… 94
　　泻黄散…………… 94
　　钱乙泻黄散……… 95
　　泻白散…………… 95
　　泻青丸…………… 96
　　龙胆泻肝汤……… 96
　　当归龙荟丸……… 97
　　左金丸…………… 97
　　导赤散…………… 98
　　清骨散…………… 98
　　普济消毒饮……… 99
　　清震汤…………… 100
　　桔梗汤…………… 100
　　清咽太平丸……… 101
　　清斑青黛饮……… 101
　　辛夷散…………… 102
　　苍耳散…………… 102
　　妙香散…………… 103

除痰之剂 十首、附方五

　　二陈汤…………… 104
　　涤痰汤…………… 105

青州白丸子 …………… 105
清气化痰丸 …………… 106
常山饮 ………………… 106
滚痰丸 ………………… 107
金沸草散 ……………… 107
半夏天麻白术汤 ……… 108
顺气消食化痰丸 ……… 108
截疟七宝饮 …………… 109

收涩之剂九首、附方二
金锁固精丸 …………… 110
茯菟丹 ………………… 110
治浊固本丸 …………… 111
诃子散 ………………… 111
桑螵蛸散 ……………… 112
真人养脏汤 …………… 113
当归六黄汤 …………… 113
柏子仁丸 ……………… 114
牡蛎散 ………………… 114

杀虫之剂二首
乌梅丸 ………………… 115
化虫丸 ………………… 115

痈疡之剂六首、附方二
真人活命饮 …………… 117
金银花酒 ……………… 118

托里十补散 …………… 118
托里温中汤 …………… 119
托里定痛汤 …………… 119
散肿溃坚汤 …………… 120

经产之剂十二首、附方二十二
妊娠六合汤 …………… 121
胶艾汤 ………………… 123
当归散 ………………… 123
黑神散 ………………… 124
清魂散 ………………… 124
羚羊角散 ……………… 125
当归生姜羊肉汤 ……… 125
达生散 ………………… 126
参术饮 ………………… 127
牡丹皮散 ……………… 127
固经丸 ………………… 128
柏子仁丸 ……………… 128

附：便用杂方三首
望梅丸 ………………… 129
骨灰固齿牙散 ………… 129
软脚散 ………………… 130

小儿稀痘方一首、附方三
稀痘神方 ……………… 131

补益之剂 十首、附方七

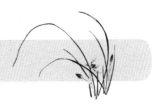

四君子汤 助阳补气

四君子汤❶中和义,参术茯苓甘草比①。
益以夏陈②名六君③,祛痰补气阳虚饵④。
除却半夏名异功⑤,或加香砂胃寒使⑥。

注:
❶《局方》。
① 人参、白术、茯苓各二钱,甘草一钱。气味中和,故名君子。
② 半夏、陈皮。
③ 汤。
④ 二陈除痰,四君补气,脾弱阳虚宜之。
⑤ 散,钱氏。
⑥ 加木香、砂仁,行气温中,名香砂六君汤。

升阳益胃汤 升阳益胃

升阳益胃❶参术芪,黄连半夏草陈皮。
苓泻防风羌独活,柴胡白芍枣姜随。①

按:东垣治疗首重脾胃,而益胃又以升阳为先,故每用补中、上升下渗之药。此方补中有散,发中有收,脾胃诸方多从此仿也。

注:

❶ 汤,东垣。

① 黄芪二两,人参、半夏、炙甘草各一钱,羌活、独活、防风、白芍(炒)各五钱,陈皮四钱,白术、茯苓、泽泻、柴胡各三钱,黄连二钱。每服三钱,加姜枣煎。六君子助阳,补脾除痰;重用黄芪,补气固胃;柴胡、羌、独,除湿升阳;泽泻、茯苓,泻热降浊。加芍药和血敛阴,少佐黄连以退阴火。

黄芪鳖甲散 劳热

黄芪鳖甲❶地骨皮,芪菀参苓柴半知。
地黄芍药天冬桂,甘桔桑皮劳热宜。①

注:

❶ 散,罗谦甫。

① 治虚劳骨蒸,晡热咳嗽,食少盗汗。黄芪、鳖甲、天冬各五钱,地骨皮、秦艽、茯苓、柴胡各三钱,紫菀、半夏、知母、生地、白芍、桑皮、炙草各二钱半,人参、肉桂、

桔梗各钱半。每服一两，加姜煎。鳖甲、天冬、知、芍，补水养阴；参、芪、桂、苓、甘草，固卫助阳；桑、桔泻肺热，菀、夏理痰嗽；芄、柴、地骨退热升阳。为表里气血交补之剂。

秦艽鳖甲散 风劳

秦艽鳖甲❶治风劳，地骨柴胡及青蒿。
当归知母乌梅合，止嗽除蒸敛汗高。①

注：
❶ 散，罗谦甫。
① 鳖甲、地骨皮、柴胡各一两，青蒿五钱，秦艽、当归、知母各五钱，乌梅五钱。治略同前，汗多倍黄芪。此方加青蒿、乌梅，皆敛汗退蒸之义。

秦艽扶羸汤 肺劳

秦艽扶羸❶鳖甲柴，地骨当归紫菀偕。
半夏人参兼炙草，肺劳蒸嗽服之谐。①

按：黄芪鳖甲散，盖本此方，除当归加余药，透肌解热，柴胡、秦艽、干葛为要剂，故骨蒸方中多用之。此方虽表里交治，而以柴胡为君。

注：
❶ 汤，《直指》。

① 治肺痿骨蒸,劳嗽声嘎,自汗体倦。柴胡二钱,秦艽、鳖甲、地骨皮、当归、人参各钱半,柴菀、半夏、甘草炙各一钱,加姜、枣煎。

紫菀汤 劳热久嗽

紫菀汤❶中知母贝,参苓五味阿胶偶。
再加甘桔治肺伤,咳血吐痰劳热久。①

注:
❶ 海藏。
① 治肺伤气极,劳热咳嗽,吐痰吐血,肺痿肺痈。紫菀、知母、贝母、阿胶各二钱,人参、茯苓、甘草、桔梗各五分,五味十二粒,一方加莲肉。以保肺止嗽为君,故用阿胶、五味;以清火化痰为臣,故用知母、贝母,佐以参、苓、甘草,扶土以生金;使以桔梗,上浮而利膈。气极,六极之一。

百合固金汤 肺伤咳血

百合固金❶二地黄,玄参贝母桔甘藏。
麦冬芍药当归配,喘咳痰血肺家伤。①

注:
❶ 汤,赵蕺庵。
① 生地二钱,熟地三钱,麦冬钱半,贝母、百合、当归、白

芍、甘草各一钱，玄参、桔梗各八分。火旺则金伤，故以玄参、二地助肾滋水；麦冬、百合保肺安神，芍药、当归平肝养血，甘桔、贝母清金化痰，皆以甘草培本，不欲以苦寒伤生发之气也。

补肺阿胶散 止嗽生津

补肺阿胶❶马兜铃，鼠黏甘草杏糯停。
肺虚火盛人当服，顺气生津嗽哽宁。①

注：

❶ 散，钱氏。

① 阿胶两半，马兜铃（焙）、鼠黏子（炒）、甘草（炙）、糯米各一两，杏仁七钱。牛蒡利膈滑痰，杏仁降气润嗽。李时珍曰：马兜铃非取补肺，取其清热降气，肺自安也。其中阿胶、糯米，乃补肺之圣药。

小建中汤 温中散寒

小建中汤❶芍药多①，桂姜甘草大枣和。
更加饴糖补中脏，虚劳腹冷服之瘥。②
增入黄芪名亦尔③，表虚身痛效无过。
又有建中十四味，阴斑劳损起沉疴。④
十全大补加附子，麦夏苁蓉仔细哦。⑤

注：

❶ 仲景。

① 即桂枝加芍药汤，再加饴糖，名建中。
② 芍药六两，桂枝、生姜各三两，甘草一两，枣十二枚，饴糖一升。
③ 再加黄芪两半，名黄芪建中汤（《金匮》）。若除饴糖，则名黄芪五物汤，不名建中矣。今４人用建中者，绝不用饴糖，何哉？
④ 亦有阴证发斑者，淡红隐隐，散见肌表，此寒伏于下，逼其无根之火熏肺而然，若服寒药立毙。
⑤ 即十全大补汤加附子、麦冬、半夏、肉苁蓉，名十四味建中汤。十四味除茯苓、白术、麦冬、川芎、熟地、肉苁蓉，名八味大建中汤。治同。

益气聪明汤 聪耳明目

益气聪明汤❶蔓荆，升葛参芪黄柏并。
并加芍药炙甘草，耳聋目障服之清。①

注：

❶ 东垣。

① 参、芪各五钱，蔓荆子、葛根各三钱，黄柏、白芍各二钱，升麻钱半，炙草一钱，每服四钱。人之中气不足，清阳不升，则耳目不聪明。蔓荆、升、葛，升其清气；参、芪、甘草，补其中气，而以芍药平肝木，黄柏滋肾水也。

发表之剂 十四首、附方八

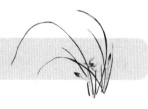

麻黄汤 寒伤营无汗

麻黄汤❶中用桂枝，杏仁甘草四般施。

发热恶寒头项痛，伤寒服此汗淋漓。①

按：桂、麻二汤虽治太阳证，而先正每云皆肺药，以伤寒必自皮毛入，而桂、麻又入肺经也。

注：

❶ 仲景。

① 麻黄（去节）三两，桂枝二两，杏仁七十枚（去皮尖），甘草（炙）一两。伤寒太阳表证无汗，用此发之。麻黄善发汗，恐其力猛，故以桂枝监之，甘草和之，不令大发也。

桂枝汤 寒伤卫有汗

桂枝汤❶治太阳①风，芍药甘草姜枣同。②

桂麻相合名各半③，太阳如疟此为功。④

注：

❶ 仲景。

① 中。

② 桂枝、芍药、生姜各三钱，炙草三两，大枣十二枚。治太阳中风有汗，用此解肌，以和营卫，中犹伤也。仲景《伤寒论》通用。

③ 汤。

④ 热多寒少，如疟状者，宜之。

大青龙汤 风寒两解

大青龙汤❶桂麻黄，杏草石膏姜枣藏。①

太阳无汗兼烦躁②，风寒两解此为良。③

注：

❶ 仲景。

① 麻黄六两，桂枝、炙草各三两，杏仁四十枚，石膏鸡子大，生姜三两，大枣十二枚。

② 烦为阳、为风，躁为阴、为寒。必太阳证兼烦躁者，方可用之。以杏、草佐麻黄发表，以姜、枣佐桂枝解肌，石膏质重泻火，气轻亦达肌表。义取青龙者，龙兴而云升雨降，郁热顿除，烦躁乃解也。若少阴烦躁，而误服此则逆。

③ 麻黄汤治寒，桂枝汤治风，大青龙兼风寒而两解之。陶节庵曰：此汤险峻，今人罕用。

小青龙汤 太阳行水发汗

小青龙汤❶治水气,喘咳呕哕渴利慰。①
姜桂麻黄芍药甘,细辛半夏兼五味。②

注:
❶ 仲景。
① 太阳表证未解,心下有水气者用之。或喘或咳,或呕或哕,或渴或利,或短气,或小便闭,皆水气内积所致。
② 干姜、麻黄、桂枝、芍药(酒炒)、炙草、细辛各二两,半夏、五味子各半升。桂枝解表,使水从汗泄;芍药敛肺,以收喘咳;姜、夏、细辛润肾行水,以止渴呕,亦表里分消之意。

葛根汤 太阳无汗恶风

葛根汤❶内麻黄襄,二味加入桂枝汤。①
轻可去实因无汗②,有汗加葛无麻黄。③

注:
❶ 仲景。
① 桂枝、芍药、炙草各二两,姜三两,枣十二枚,此桂枝汤也,加葛根四两,麻黄三两。
② 中风表实,故汗不得出。《十剂》曰:轻可去实,葛根、麻黄之属是也。
③ 名桂枝加葛根汤,仲景治太阳有汗恶风。

升麻葛根汤 阳明升散

升麻葛根汤钱氏❶，再加芍药甘草是。①
阳明发热与头疼，无汗恶寒均堪倚。②
亦治时疫与阳斑，痘疹已出慎勿使。③

注：

❶ 钱乙。
① 升麻三钱，葛根、芍药各二钱，炙草一钱。轻可去实，辛能达表，故用升麻发散阳明表邪。阳邪盛则阴气虚，故加芍药敛阴和血。升麻、甘草升阳解毒，故亦治时疫。
② 及目痛、鼻干、不得卧等症。
③ 恐升散重虚其表也。

九味羌活汤 解表通利

九味羌活❶用防风，细辛苍芷与川芎。
黄芩生地同甘草，三阳解表益姜葱。①
阳虚气弱人禁用，加减临时在变通。②

注：

❶ 汤，张元素。
① 羌活、防风、苍术各钱半，白芷、川芎、黄芩、生地、甘草各一钱，细辛五分，加生姜、葱白煎。
② 洁古制此汤，以代麻黄、桂枝、青龙各半等汤。用羌、防、

苍、细、芎、芷，各走一经，祛风散寒，为诸路之应兵。加黄芩泄气中之热，生地泄血中之热，甘草以调和诸药。然黄芩、生地寒滞，未可概施，用时宜审。

十神汤 时行感冒

十神汤❶里葛升麻，陈草芎苏白芷加。
麻黄赤芍兼香附，时行①感冒效堪夸。②

注：
❶《局方》。
① 瘟疫。
② 葛根、升麻、陈皮、甘草、川芎、白芷、紫苏、麻黄、赤芍、香附等份，加姜、葱煎，治风寒两感，头痛发热，无汗恶寒，咳嗽鼻塞。芎、麻、升、葛、苏、芷、香附，辛香利气，发表散寒。加芍药者，敛阴气于发汗之中；加甘草者，和阳气于疏利之队也。吴绶曰：此方用升麻、葛根，能解阳明瘟疫时气。若太阳伤寒发热，用之则引邪入阳明，传变发斑矣，慎之！

神术散 散风寒湿

神术散❶用甘草苍，细辛藁本芎芷羌。①
各走一经祛风湿②，风寒泄泻总堪尝。
太无神术③即平胃④，加入菖蒲与藿香。⑤

海藏神术⑥苍防草，太阳无汗代麻黄。⑦

若以白术易苍术，太阳有汗此汤良。⑧

注：

❶《局方》。

① 苍术二两，炙草、细辛、藁本、白芷、川芎、羌活各一两，每服四钱，生姜、葱白煎。

② 太阴苍术，少阴细辛，厥阴、少阳川芎，太阳羌活、藁本，阳明白芷。此方与九味羌活汤意同，加藁本，除黄芩、生地、防风，较羌活汤更稳。

③ 散，太无，丹溪之师。

④ 散。

⑤ 陈皮为君二钱，苍术、厚朴各一钱，炙草、菖蒲、藿香各钱半，治岚瘴、瘟疟时气。

⑥ 散。

⑦ 苍术、防风各二两，炙草一两，用代仲景麻黄汤，治太阳伤寒无汗。

⑧ 名白术汤，用代桂枝汤，治太阳伤风有汗。二术主治略同，特有止汗、发汗之异。

麻黄附子细辛汤 少阴表证

麻黄附子细辛汤❶，发表温经两法彰。①

若非表里相兼治，少阴反热曷能康。②

注：

❶ 仲景。

① 麻黄、细辛各二两，附子一枚炮。麻黄发太阳之汗，附子温少阴之经，细辛为肾经表药，联属其间。
② 少阴证，脉沉属里，当无热，今反发热，为太阳表证未除。

人参败毒散 暑湿热时行

人参败毒❶茯苓草，枳桔柴前羌独芎。
薄荷少许姜三片，时行感冒有奇功。①
去参名为败毒散，加入消风②治亦同。③

注：
❶ 散，《活人》。毒即热湿也。
① 人参、茯苓、枳壳、桔梗、柴胡、前胡、羌活、独活、川芎各一两，甘草五钱，每服二两，加薄荷、生姜煎。羌活理太阳游风，独活理少阴伏风，兼能去湿除痛，川芎、柴胡和血升清，枳壳、前胡行痰降气，甘、桔、参、茯清肺强胃，辅正匡邪也。喻嘉言曰：暑、湿、热三气门中，推此方为第一。俗医减却人参，曾与他方有别耶？
② 散，见风门。
③ 合消风散，名消风败毒散。

再造散 阳虚不能作汗

再造散❶用参芪甘，桂附羌防芎芍参。

细辛加枣煨姜煎，阳虚无汗法当谙。①

注：

❶ 节庵。

① 人参、黄芪、甘草、川芎、白芍（酒炒）、羌活、防风、桂枝、附子（炮）、细辛（煨）、姜、大枣煎。以参、芪、甘、姜、桂、附大补其阳，助羌、防、芎、细散寒发表。加芍药者，于阳中敛阴，散中有收也。陶节庵曰：发热头痛，恶寒无汗，服汗剂汗不出者，为阳虚不能作汗，名无汗证。庸医不识，不论时令，遂以麻黄重剂劫取其汗，误人死者多矣。又曰：人第知参、芪能止汗，而不知其能发汗，以在表药队中，则助表药而解散也。

麻黄人参芍药汤 内感虚寒

麻黄人参芍药汤❶，桂枝五味麦冬襄。
归芪甘草汗兼补，虚人外感服之康。①

注：

❶ 东垣。

① 麻黄、白芍、黄芪、当归、甘草（炙）各一钱，人参、麦冬各三分，桂枝五分，五味五粒。东垣治一人内蕴虚热，外感大寒而吐血，法仲景麻黄汤，加补剂制此方，一服而愈。原解曰：麻黄散外寒，桂枝补表虚，黄芪实表益卫，人参益气固表，麦冬、五味保肺气，甘草补脾，芍药安太阴，当归和血养血。

神白散 一切风寒

神白散❶用白芷甘,姜葱淡豉与相参。①
一切风寒皆可服,妇人鸡犬忌窥探。②
《肘后》单煎葱白豉,③用代麻黄④功不惭。⑤

注:
❶《卫生家宝》。
① 白芷一两,甘草五钱,淡豉五十粒,姜三片,葱白三寸,煎服取汗。
② 煎要至诚,服乃有效。
③ 葱一握,豉一升,名葱豉汤。
④ 汤。
⑤ 伤寒初觉头痛身热,便宜服之,可代麻黄汤。

攻里之剂 七首、附方四

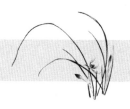

大承气汤 胃腑三焦大热大实

大承气汤❶用芒硝，枳实厚朴大黄饶。①
救阴泻热功偏擅，急下阳明有数条。②

注：
❶ 仲景。
① 大黄四两（酒洗），芒硝三合，厚朴八两，枳实五枚。
② 大黄治大实，芒硝治大燥大坚，二味治无形血药；厚朴治大满，枳实治痞，二味治有形气药。热毒传入阳明胃腑，痞、满、燥、实、坚全见，杂证、三焦实热，并须以此下之。胃为水谷之海，土为万物之母。四旁有病，皆能传入胃，已入胃腑则不复传他经矣。陶节庵曰：伤寒热邪传里，须看热气浅深用药，大承气最紧，小承气次之，调胃又次之，大柴胡又次之。盖恐硝性燥急，故不轻用。

攻里之剂

小承气汤 胃腑实满

小承气汤❶朴实黄①，谵狂痞鞭②上焦强。③
益以羌活名三化④，中风闭实可消详。⑤

注：
❶ 仲景。
① 大黄四两，厚朴二两（姜炒），枳实三枚（麸炒）。
② 硬。
③ 热在上焦则满，在中焦则鞭，胃有燥粪则谵语，不用芒硝者，恐伤下焦真阴也。
④ 汤。
⑤ 用承气治二便，加羌活治风，中风体实者可偶用。然涉虚者多不可轻投。

调胃承气汤 胃实缓攻

调胃承气❶硝黄草①，甘缓微和将胃保。②
不用朴实伤上焦③，中焦燥实服之好。

注：
❶ 汤，仲景。
① 大黄（酒浸）、芒硝各一两，甘草（炙）五钱。
② 用甘草甘以缓之，微和胃气，勿令大泄下。
③ 不用厚朴、枳实，恐伤上焦氤氲之气也。

木香槟榔丸 一切实积

木香槟榔❶青陈皮,枳壳柏连棱术随。

大黄黑丑兼香附,芒硝水丸量服之。

一切实积能推荡,泻痢食疟用咸宜。①

注:

❶ 丸,张子和。

① 木香、槟榔、青皮(醋炒)、陈皮、枳壳(炒)、黄柏(酒炒)、黄连、吴茱萸(汤炒)、三棱、莪术(并醋煮),各五钱,大黄(酒浸)一两,香附、牵牛各二两,芒硝,水丸,量虚实服。木香、香附、青、陈、枳壳利气宽肠,黑牵牛、槟榔下气尤速,气得行则无痞满后重之患矣。连、柏燥实清热,棱、莪行气破血,硝、黄去血中伏热,并为推坚峻品。湿热积滞去,则二便调而三焦通泰矣。盖宿垢不净,清阳终不得升,亦通因通用之意也。

枳实导滞丸 湿热积滞

枳实导滞❶首大黄,芩连曲术茯苓勷。

泽泻蒸饼糊丸服,湿热积滞力能攘。①

若还后重兼气滞,木香导滞②加槟榔。

注:

❶ 丸,东垣。

① 大黄一两，枳实（麸炒）、黄芩（酒炒）、黄连（酒炒）、神曲（炒）各五钱，白术（土炒）、茯苓各三钱，泽泻二钱，蒸饼糊丸，量虚实服之。大黄、枳实荡热去积，芩、连佐之以清热，苓、泽/泻佐之以利湿，神曲佐之以消食。又恐苦寒力峻，故加白术补土固中。

② 丸。

温脾汤 温药攻下

温脾❶参附与干姜，甘草当归硝大黄。
寒热并行治寒积，脐腹绞结痛非常。①

按：古人方中，多有硝、黄、柏、连与姜、茱、桂、附寒热并用者，亦有参、术、硝、黄补泻并用者，亦有大黄、麻黄汗下兼行者，令人罕识其旨。姑录此方，以见治疗之妙不一端也。

注：

❶ 汤，《千金》。

① 人参、附子、甘草、芒硝各一两，大黄五两，当归、干姜各三两，煎服，日三。本方除当归、芒硝，亦名温脾汤，治久痢赤白，脾胃冷，实不消。硝、黄以荡其积，姜、附以祛其寒，参、草、当归以保其血气。

蜜煎导法 肠枯便秘

蜜煎导法通大便❶①，或将②胆汁灌肛中。③

不欲苦寒伤胃腑，阳明无热勿轻攻。④

注：

❶ 仲景。

① 用蜜熬如饴，捻作挺子，掺皂角末，乘热纳谷道中，或掺盐。

② 猪。

③ 用猪胆汁醋和，以竹管插肛门中，将汁灌入，顷当大便，名猪胆汁导法，仲景。

④ 胃腑无热而便秘者，为汗多、津液不足，不宜用承气妄攻。此仲景心法，后人罕识，故录三方于攻下之末。

涌吐之剂 二首、附方六

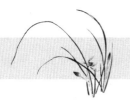

　　汗、吐、下、和，乃治疗之四法。经曰：在上者涌之，其高者因而越之，故古人治病，用吐法者最多。朱丹溪曰：吐中就有发散之义。张子和曰：诸汗法古方多有之，惟以吐发汗者，世罕知之。今人医疗，惟用汗、下、和，而吐法绝置不用，可见时师之缺略。特补涌吐一门，方药虽简，而法不可废也。若丹溪用四物、四君引吐，又治小便不通，亦用吐法，是又在用者之圆神矣。

瓜蒂散 痰食实热

瓜蒂散❶中赤小豆①，或入藜芦郁金凑。②
此吐实热与风痰③，虚者参芦④一味勾。⑤
若吐虚烦栀豉汤⑥，剧痰乌附尖方透。⑦
古人尚有烧盐方，一切积滞功能奏。⑧

注：
❶ 仲景。

21

① 甜瓜蒂炒黄与赤小豆为末，热水或盐水调，量虚实服之。
② 张子和去赤豆加藜芦、防风，一方去赤豆加郁金、韭汁，俱名三圣散。鹅翎探吐，并治风痰。
③ 瓜蒂吐实热，藜芦吐风痰。
④ 散。
⑤ 虚人痰壅不得服瓜蒂者，以参芦代之，或加竹沥。
⑥ 仲景，栀子十四枚，豉四合，治伤寒后虚烦。
⑦ 丹溪治许白云，用瓜蒂、栀子、苦参、藜芦，屡吐不透，后以浆水和乌附尖服，始得大吐。
⑧ 烧盐热汤调服，以指探吐，治霍乱、宿食、冷痛等证。《千金》曰：凡病宜吐，大胜用药。

稀涎散 吐中风痰

稀涎❶皂角白矾班①，或益藜芦微吐间。
风中痰升人眩仆，当先服此通其关。②
通关散用细辛皂③，吹鼻得嚏保生还。④

注：
❶ 散，严用和。
① 皂角四挺（去皮弦，炙），白矾一两，为末，每服五分。白矾酸苦涌泄，能软顽痰；皂角辛咸通窍，专制风木。此专门之兵也，初中风时宜用之。
② 令微吐稀涎，续进他药。
③ 角，为末。
④ 卒中者用此吹鼻，有嚏者可治，无嚏者为肺气已绝。

和解之剂 九首、附方五

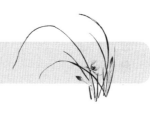

小柴胡汤 和解

小柴胡汤❶和解供,半夏人参甘草从。
更用黄芩加姜枣,少阳百病此为宗。①

注:

❶ 仲景。

① 柴胡八两,半夏半升,人参、甘草、黄芩、生姜各三两,大枣十二枚。治一切往来寒热,胸满胁痛,心烦喜呕,口苦耳聋,咳渴悸利,半表半里之证。属少阳经者,但见一症即是,不必悉具。胆府清净,无出无入,经在半表半里,法宜和解。柴胡升阳达表,黄芩退热和阴,半夏祛痰散逆,参、草辅正补中,使邪不得复传入里也。

四逆散 阳邪热厥

四逆散❶里用柴胡,芍药枳实甘草须。①

此是阳邪成厥逆②，敛阴泄热平剂扶。③

注：

❶ 仲景。

① 柴胡、芍药炒、枳实麸炒、甘草炙等份。

② 阳邪入里，四肢逆而不温。

③ 芍药敛阴，枳实泄热，甘草和逆，柴胡散邪，用平剂以和解之。

黄连汤 升降阴阳

黄连汤❶内用干姜，半夏人参甘草藏。

更用桂枝兼大枣，寒热平调呕痛忘。①

按：此汤与小柴胡汤同意，以桂枝易柴胡，黄连易黄芩，以干姜易生姜，余药同，皆是和解之意。但小柴胡汤属少阳药，此汤属太阳、阳明药也。

注：

❶ 仲景。

① 黄连（炒）、干姜（炮）、甘草、桂枝各三两，人参二两，半夏半升，大枣十二枚，治胸中有热而欲呕，胃中有寒而作痛，或丹田有热，胸中有寒者，仲景亦用此汤。

黄芩汤 太阳、少阳合病下利

黄芩汤❶用甘芍并，二阳合利加枣烹。①

此方遂为治痢祖，后人加味或更名。②

再加生姜与半夏③，前症兼呕此能平。

单用芍药与甘草④，散逆止痛能和营。⑤

注：

❶ 仲景。

① 治太阳、少阳合病，下利：黄芩三两，芍药、甘草各二两，枣十二枚。阳邪入里，故以黄芩彻其热，甘草、大枣和其太阴。

② 利，泄泻也；痢，滞下也。仲景本治伤寒下利，《机要》用此治痢，更名黄芩芍药汤；洁古治痢，加木香、槟榔、大黄、黄连、当归、官桂，名芍药汤。

③ 名黄芩加生姜半夏汤，仲景。

④ 炙，等份，名芍药甘草汤，仲景。

⑤ 虞天民曰：白芍不惟治血虚，兼能行气。腹痛者，营气不和，逆于内里，以白芍行营气，以甘草和逆气，故治之也。

逍遥散 解郁调经

逍遥散❶用当归芍，柴苓术草加姜薄。①

散郁除蒸功最奇②，调经八味丹栀著。③

注：

❶《局方》。

① 柴胡、当归（酒拌）、白芍（酒炒）、白术（土炒）、茯苓各一钱，甘草（炙）五分，加煨姜、薄荷煎。

② 肝虚则血病，归、芍养血平肝；木盛则土衰，术、草和中

补土，柴胡升阳散热，茯苓利湿宁心，生姜暖胃祛痰，薄荷消风理血。《医贯》曰：方中柴胡、薄荷二味最妙，盖木喜风摇，寒即摧萎，温即发生，木郁则火郁，火郁则土郁，土郁则金郁，金郁则水郁。五行相因，自然之理也。余以一方治木郁，而诸郁皆解，逍遥散是也。

③ 加丹皮、栀子各八味逍遥散，治肝伤血少。

藿香正气散 治一切不正之气

藿香正气❶大腹苏，甘桔陈苓术朴俱。
夏曲白芷加姜枣，感伤①岚瘴并能驱。②

注：

❶ 散，《局方》。
① 外感内伤。
② 藿香、大腹皮、紫苏、茯苓、白芷各三两，陈皮、白术（土炒）、厚朴（姜汁炒）、半夏曲、桔梗各二两，甘草一两，每服五钱，加姜、枣煎。藿香理气和中，辟恶止呕；苏、芷、桔梗散寒利膈，以散表邪；腹、朴消满，陈、夏除痰以疏里滞；苓、术、甘草益脾去湿，以辅正气。正气通畅，则邪逆自已矣。

六和汤 调和六气

六和❶藿朴杏砂呈，半夏木瓜赤茯并。

术参扁豆同甘草，姜枣煎之六气平。①

或益香薷或苏叶，伤寒伤暑用须明。②

注：

❶ 汤，《局方》。

① 藿香、厚朴、杏仁、砂仁、半夏、木瓜、赤茯苓、白术、人参、扁豆、甘草，加姜、枣煎，能御风、寒、暑、湿、燥、火六气，故名曰六和。藿、朴、杏、砂理气化食，参、术、陈、夏补正匡脾，豆、瓜祛暑，赤茯行水。大抵以理气健脾为主，脾胃既强，则诸邪不能干矣。

② 伤寒加苏叶，伤暑加香薷。

清脾饮 阳疟

清脾饮❶用青朴柴，芩夏甘苓白术偕。

更加草果姜煎服，热多阳疟此方佳。①

注：

❶ 严用和。

① 青皮、厚朴（醋炒）、柴胡、黄芩、半夏（姜制）、甘草（炙）、茯苓、白术（土炒）、草果（煨），加姜煎。疟不止，加酒炒常山一钱，乌梅二个；大渴，加麦冬、知母。疟疾，一名脾寒，盖因脾胃受伤者居多。此方乃加减小柴胡汤从温脾诸方而一变也。青、柴平肝破滞，朴、夏平胃祛痰，芩、苓清热利湿，术、草补脾调中，草果散太阴积寒，除痰截疟。

痛泻要方 痛泻

痛泻要方❶陈皮芍,防风白术煎丸酌。①
补土泻木理肝脾②,若作食伤医便错。③

注:
❶ 刘草窗。
① 白术(土炒)三两,白芍(酒炒)四两,陈皮(炒)两半,防风一两,或煎或丸,久泻加升麻。
② 陈皮理气补脾,防、芍泻木益土。
③ 吴鹤皋曰:伤食腹痛,得泻便减,今泻而痛不减,故责之土败木贼也。

表里之剂 八首、附方五

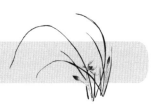

大柴胡汤 发表攻里

大柴胡汤❶用大黄，枳实芩夏白芍将。
煎加姜枣表兼里，妙法内攻并外攘。①
柴胡②芒硝③义亦尔④，仍有桂枝⑤大黄汤。⑥

注：
❶ 仲景。
① 柴胡八两，大黄二两，枳实四枚，半夏半升，黄芩、芍药各三两，生姜二两，大枣十二枚。治阳邪入里，表证未除，里证又急者。柴胡解表，大黄、枳实攻里，黄芩清热，芍药敛阴，半夏和胃止呕，姜、枣调和营卫。按：本方、次方治少阳阳明，后方治太阳阳明，为不同。
② 加。
③ 汤。
④ 小柴胡汤加芒硝六两，仲景。
⑤ 加。
⑥ 仲景桂枝汤内加大黄一两，芍药三两，治太阳误下，转属

太阴，大实痛者。

防风通圣散 表里实热

防风通圣❶大黄硝，荆芥麻黄栀芍翘。
甘桔芎归膏滑石，薄荷芩术力偏饶。
表里交攻阳热盛，外科疮毒总能消。①

注：
❶ 散，河间。
① 大黄（酒蒸）、芒硝、防风、荆芥、麻黄、黑栀、白芍（炒）、连翘、川芎、当归、薄荷、白术各五钱，桔梗、黄芩、石膏各一两，甘草二两，滑石三两，加姜、葱煎。荆、防、麻黄、薄荷发汗而散热搜风，栀子、滑石、硝、黄利便而降火行水，芩、桔、石膏清肺泻胃，川芎、归、芍养血补肝，连翘散气聚血凝，甘、术能补中燥湿，故能汗不伤表，下不伤里也。

五积散 发表温里

五积散❶治五般积①，麻黄苍芷芍归芎。
枳桔桂姜甘茯朴，陈皮半夏加姜葱。②
除桂枳陈余略炒③，熟料尤增温散功。
温中解表祛寒湿，散痞调经用各充。④

注：

❶《局方》。

① 寒积、食积、气积、血积、痰积。

② 当归、川芎、白芍、茯苓、桔梗各八分，苍术、白芷、厚朴、陈皮各六分，枳壳七分，麻黄、半夏各四分，肉桂、干姜、甘草各三分，重表者用桂枝。桂、麻解表散寒，甘、芍和里止痛，苍、朴平胃，陈、夏行痰，芎、归养血，茯苓利水，姜、芷祛寒湿，枳、桔利膈肠。一方统治多病，唯善用者，变而通之。

③ 三味生用，余药微炒，名熟料五积散。

④ 陶节庵曰：凡阴证伤寒，脉浮沉无力，均当服之，亦可加附子。

葛根黄芩黄连汤 太阳阳明证，解表消里

葛根黄芩黄连汤❶，甘草四般治二阳。①

解表清里兼和胃，喘汗自利保平康。②

注：

❶ 仲景。

① 治太阳桂枝证，医误下之，邪入阳明，协热下利，脉促，喘而汗出者，葛根八两，炙草、黄芩各二两，黄连三两。

② 成无己曰：邪在里，宜见阴脉，促为阳盛，知表未解也。病有汗出而喘者，为邪气外甚，今喘而汗出，为里热气逆，与此方散表邪、清里热。脉数而止曰促，用葛根者，专主阳明之表。

参苏饮 内伤外感

参苏饮❶内用陈皮，枳壳前胡半夏宜。
干葛木香甘桔茯，内伤外感此方推。①
参前若去芎柴入，饮号芎苏治不差。②
香苏饮③仅陈皮草，感伤内外亦堪施。④

注：

❶ 元戎。

① 人参、紫苏、前胡、半夏（姜制）、干葛、茯苓各七钱半，陈皮、枳壳（麸炒）、桔梗、木香、甘草各二钱，每服二钱，加姜、枣煎。治外感内伤，发热头痛，呕逆咳嗽，痰眩风泻。外感重者，去枣加葱白。苏、葛、前胡解表，参、苓、甘草补中，陈皮、木香行气破滞，半夏、枳、桔利膈祛痰。

② 去人参、前胡，加川芎、柴胡，名芎苏饮，不服参者宜之。

③《局方》。

④ 香附（炒）、紫苏各二钱，陈皮去白一钱，甘草七分，加姜、葱煎。

茵陈丸 汗吐下兼行

茵陈丸❶用大黄硝，鳖甲常山巴豆邀。
杏仁栀豉蜜丸服，汗吐下兼三法超。

时气毒疠及疟痢，一丸两服量病调。①

注：

❶《外台》。

① 茵陈、芒硝、鳖甲（炙）、栀子各二两，大黄五两，常山、杏仁（炒）各三两，巴豆一两（去心皮炒），豉五合，蜜丸梧子大。每服一丸，或吐、或汗、或利，不应，再服一丸，不应，以热汤投之。栀子、淡豉，栀子豉汤也，合常山可以涌吐，合杏仁可以解肌。大黄、芒硝，承气汤也，可以荡热去实，合茵陈可以利湿退黄，加巴豆大热以祛脏腑积寒，加鳖甲滋阴以退血分寒热。此方备汗、吐、下三法，虽云劫剂，实是佳方。

大羌活汤 伤寒两感

大羌活汤即九味，己独知连白术暨①。

散热培阴表里和，伤寒两感瘥堪慰②。

注：

① 即九味羌活汤加防己、独活、黄连、白术、知母各一两，余药各三钱，每服五钱。

② 两感伤寒，一曰太阳与少阴俱病，二曰阳明与太阴俱病，三曰少阳与厥阴俱病。阴阳表里，同时俱病，欲汗则有里证，欲下则有表证。经曰：其两感于寒者，必死。仲景无治法，洁古为制此方，间有生者。羌、独、苍、防、细辛，以散寒发表；芩、连、防己、知母、芎、地，以清里培阴；白术、甘草，以固中和表里。

三黄石膏汤 解表清里

三黄石膏❶芩柏连,栀子麻黄豆豉全。
姜枣细茶煎热服①,表里三焦热盛宣②。

注:

❶ 汤。
① 寒因热用。
② 石膏两半,黄芩、黄连、黄柏各七钱,栀子三十个,麻黄、淡豉各二合,每服一两,姜三片、枣二枚、茶一撮,煎,热服。治表里三焦大热,谵狂,斑衄,身目俱黄。黄芩泻上焦,黄连泻中焦,黄柏泻下焦,栀子通泻三焦之火以清里,麻黄、淡豉散寒发汗而解表,石膏体重能泻肺胃之火,气轻亦能解肌也。

消补之剂 七首、附方六

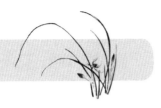

平胃散 除湿散满

平胃散❶是苍术朴，陈皮甘草四般药。①
除湿散满驱瘴岚，调胃诸方从此扩。②
或合二陈③或五苓④，硝黄麦曲均堪著。⑤
若合小柴⑥名柴平⑦，煎加姜枣能除疟。
又不换金正气散，即是此方加夏藿。⑧

注：
❶《局方》。
① 苍术（泔浸）二钱，厚朴（姜汁炒）、陈皮（去白）、甘草（炙）各一钱，姜、枣煎。
② 苍术燥湿强脾，厚朴散满平胃，陈皮利气行痰，甘草和中补土，泄中有补也。
③ 名平陈汤，治痰。
④ 名胃苓汤，治泻。
⑤ 加麦芽、神曲消食，加大黄、芒硝荡积。

⑥ 胡。
⑦ 汤。
⑧ 半夏、藿香。

保和丸 饮食轻伤

保和❶神曲与山楂，苓夏陈翘菔①子加。
曲糊为丸麦②汤下，亦可方中用麦芽。③
大安丸内加白术④，消中兼补效堪夸。

注：
❶ 丸。
① 音卜。
② 芽。
③ 山楂（去核）三两，神曲、茯苓、半夏各一两，陈皮、菔子（微炒）、连翘各五钱。山楂消肉食，麦芽消谷食，神曲消食解酒，菔子下气，制曲、茯苓渗湿，连翘散结，陈、夏健脾化痰。此内伤而气未病者，故但以和平之品消而化之，不必攻补也。
④ 二两。

健脾丸 补脾消食

健脾❶参术与陈皮，枳实山楂麦蘖①随。
曲糊作丸米饮下，消补兼行胃弱宜。②

枳术丸③亦消兼补④，荷叶烧饭上升奇。⑤

注：
❶ 丸。
① 芽。
② 人参、白术（土炒）各二两，陈皮、麦芽（炒）各一两，山楂两半，枳实（麸炒）三两。陈皮、枳实理气化积，山楂消肉食，曲、麦消谷食，人参、白术益气强脾。
③ 洁古。
④ 白术（土炒）、枳实（麸炒）等份。
⑤ 荷叶包陈米饭，煨干为丸，引胃气及少阳甲胆之气上升。

参苓白术散 补脾

参苓白术❶扁豆陈，山药甘莲砂薏仁。①
桔梗上浮②兼保肺③，枣汤调服益脾神。④

注：
❶ 散。
① 数药利气强脾。
② 载药上行。
③ 恐燥药上僭。
④ 人参、茯苓、白术（土炒）、陈皮、山药、甘草（炙）各一斤，扁豆（炒）十二两，莲肉（炒）、砂仁、苡仁（炒）、桔梗各半斤，共为末，每服二钱，枣汤或米饮调下。

枳实消痞丸 固脾消痞

枳实消痞❶四君全,麦芽夏曲朴姜连。

蒸饼糊丸消积满,清热破结补虚痞。①

注:

❶ 丸,东垣。

① 枳实(麸炒)、黄连(姜汁炒)各五钱,人参、白术(土炒)、麦芽(炒)、半夏曲、厚朴(姜汁炒)、茯苓各三钱,甘草(炙)、干姜各二钱。黄连、枳实治痞君药,麦、夏、姜、朴温胃散满,参、术、苓、甘燥湿补脾,使气足脾运,痞乃化也。

鳖甲饮子 疟母

鳖甲饮子❶治疟母①,甘草芪术芍芎偶。

草果槟榔厚朴增,乌梅姜枣同煎服。②

注:

❶《严氏》。

① 久疟不愈,中有积癖。

② 鳖甲(醋炙)、黄芪、白术(土炒)、甘草、陈皮、川芎、白芍(酒炒)、草果(面煨)、槟榔、厚朴等份,姜三片,枣二枚,乌梅少许煎。鳖甲属阴入肝,退热散结为君,甘、陈、芪、术助阳补气,川芎、白芍养血和阴,草果温胃,槟榔破积,厚朴散满,甘草和中,乌梅酸敛,姜、枣和营卫。

葛花解酲汤 解酲

葛花解酲❶香砂仁,二苓参术蔻青陈。

神曲干姜兼泽泻,温中利湿酒伤珍。①

注:

❶ 汤。

① 葛花、砂仁、豆蔻各一钱,木香一分,茯苓、人参、白术(炒)、青皮、陈皮各四分,神曲(炒)、干姜、猪苓、泽泻各五分,专治酒积及吐泻痞塞。砂、蔻、神曲皆能解酒,青皮、木香、干姜行气温中,葛花引湿热从肌肉出,苓、泻引湿热从小便出,益以参、术固其中气也。

理气之剂 十一首、附方八

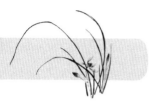

补中益气汤 补气升阳

补中益气❶芪术陈,升柴参草当归身。①
虚劳内伤功独擅,亦治阳虚外感因。②
木香苍术易归术,调中益气畅脾神。③

注:

❶ 汤,东垣。

① 黄芪(蜜炙)钱半,人参、甘草(炙)各一钱,白术(土炒)、陈皮(留白)、归身各五分,升麻、柴胡各三分,加姜、枣煎。表虚者,升麻用蜜水炒用。东垣曰:升、柴味薄性阳,能引脾胃清气行于阳道,以资春气之和;又引参、芪、甘草上行,充实腠理,使卫外为固。凡补脾胃之药,多以升阳补气名之者,此也。

② 虚人感冒,不任发散者,此方可以代之,或加辛散药。

③ 除当归、白术,加木香、苍术,名调中益气汤。前方加白芍、五味子,发中有收,亦名调中益气汤,俱李东垣方。

理气之剂

乌药顺气汤 中气

乌药顺气❶芎芷姜,橘红枳桔及麻黄。
僵蚕炙草姜煎服,中气厥逆此方详。①

注:
❶ 汤,严用和。
① 厥逆痰塞,口噤脉伏,身温为中风,身冷为中气。中风多痰涎,中气无痰涎,以此为辨。许学士云:中气之证,不可作中风治。喻嘉言曰:中风证多挟中气。乌药、橘红各二钱,川芎、白芷、枳壳、桔梗、麻黄各一钱,僵蚕(去丝嘴炒)、炮姜、炙草各五分,加姜、枣煎。麻、梗、芎、芷发汗散寒,以顺表气;乌、姜、陈、枳行气祛痰,以顺里气。加僵蚕清化消风,甘草协和诸药。古云:气顺则风散,风邪卒中,当先治标也。

越鞠丸 六郁

越鞠丸❶治六般郁,气血痰火湿食因。①
芎苍香附兼栀曲,气畅郁舒痛闷伸。②
又六郁汤苍芎附,甘苓橘半栀砂仁。③

注:
❶ 丹溪。
① 此六郁也。
② 吴鹤皋曰:香附开气郁,苍术燥湿郁,川芎调血郁,栀子

清火郁,神曲消食郁,各等份,曲糊为丸。又湿郁加茯苓、白芷,火郁加青黛,痰郁加半夏、栝/瓜蒌、海石,血郁加桃仁、红花,气郁加木香、槟榔,食郁加麦芽、山楂,挟寒加吴茱萸。

③ 苍术、川芎、香附、甘草、茯苓、橘红、半夏、栀子、砂仁。此前方加味,兼治痰郁,看六郁中之重者为君,余药听证加减用之。

苏子降气汤 降气行痰

苏子降气❶橘半归,前胡桂朴草姜依。
下虚上盛痰嗽喘,亦有加参贵合机。①

注:

❶ 汤,《局方》。

① 苏子、橘红、半夏、当归、前胡、厚朴(姜汁炒)各一钱,肉桂、炙甘草各五分,加姜煎。一方无桂加沉香。苏子、前胡、橘红、半夏降气行痰,气行则痰行也。数药兼能发表,加当归和血,甘草缓中。下虚上盛,故又用官桂引火归元。如气虚,亦有加人参、五味者。

四七汤 舒郁化痰

四七汤❶理七情气①,半夏厚朴茯苓苏。②
姜枣煎之舒郁结,痰涎呕痛尽能舒。

又有《局方》名四七③，参桂夏草妙更殊。④

注：

❶《三因》。

① 七气，寒、热、喜、怒、忧、愁、恚也，亦名七气汤。
② 半夏（姜汁炒）五钱，厚朴（姜汁炒）三钱，茯苓四钱，紫苏二钱。郁虽由乎气，亦多挟湿挟痰，故以半夏、厚朴除痰散满，茯苓、苏叶利湿宽中。湿去痰行，郁自除矣。
③ 汤。
④ 人参、官桂、半夏各一钱，甘草五分，加姜煎。人参补气，官桂平肝，姜制半夏祛痰，甘草和中，并不用利气之药。汤名四七者，以四味治人之七情也。

四磨汤 七情气逆

四磨❶亦治七情侵，人参乌药及槟沉。①
浓磨煎服调逆气，实者枳壳易人参。
去参加入木香枳，五磨饮子白酒斟。②

注：

❶ 汤，《严氏》。

① 人参、乌药、槟榔、沉香等份。气逆，故以乌药、槟榔降而顺之。加参者，恐伤其气也。
② 白酒磨服，治暴怒卒死，名气厥。

代赭旋覆汤 痞鞕噫气

代赭旋覆❶用人参,半夏甘姜大枣临。
重以镇逆咸软痞,痞鞕①噫②气力能禁。③

注:

❶ 汤,仲景。
① 音硬。
② 音嗳。
③ 赭石一两,参二两,旋覆、甘草各三两,半夏半升,生姜五两,枣十二枚。旋覆之咸以软坚,赭石之重以镇逆,姜、夏之辛以散虚痞,参、甘、大枣之甘以补胃弱。

绀珠正气天香散 顺气调经

绀珠正气天香散,香附干姜苏叶陈。
乌药舒郁兼除痛,气行血活自经匀。①

注:

① 香附八钱,乌药二钱,陈皮、苏叶各一钱,干姜五分,每服五、六钱。乌、陈入气分而理气,香、苏入血分而利气,干姜兼入气血,用辛温以顺气平肝,气行则血行,经自调而痛自止矣。

理气之剂

橘皮竹茹汤 胃虚呃逆

橘皮竹茹❶治呕哕，参甘半夏枇杷麦。
赤茯再加姜枣煎，方由金匮此加辟。①

注：
❶ 汤。
① 《金匮》方。橘皮、竹茹各二两，人参一两，甘草五分，生姜半斤，枣三十枚，名橘皮竹茹汤，治哕逆，即呃逆也。后人加半夏、麦冬、赤茯苓、枇杷叶。呃逆由胃火上冲，肝胆之火助之，肺金之气不得下降也。竹茹、麦冬、枇杷叶清肺和胃而降气，肺金清则肝木自平矣。二陈降痰逆，赤茯苓泻心火，生姜呕家圣药，久病虚羸，故以参、甘、大枣扶其胃气。

丁香柿蒂汤 病后寒呃

丁香柿蒂❶人参姜，呃逆因寒中气戕。①
济生香蒂仅二味②，或加竹橘用皆良。③

注：
❶ 汤，《严氏》。
① 丁香、柿蒂各二钱，人参一钱，生姜五片。
② 亦名丁香柿蒂汤，加姜煎。古方单用柿蒂，取其苦温降气；《济生》加丁香、生姜，取其开郁散痰；加参者，扶其胃气也。
③ 加竹茹、橘红，名丁香柿蒂竹茹汤，治同。

定喘汤 哮喘

定喘❶白果与麻黄,款冬半夏白皮桑。
苏杏黄芩兼甘草,肺寒膈热喘哮尝。①

注:

❶ 汤。

① 白果(炒黄)三十枚,麻黄、半夏(姜制)、款冬各三钱,桑皮(蜜炙)、苏子各二钱,杏仁、黄芩各钱半,甘草一钱,加姜煎。麻黄、杏仁、桑皮、甘草散表寒而清肺气,款冬温润,白果收涩,定喘而清金,黄芩清热,苏子降气,半夏燥痰,共成散寒疏壅之功。

理血之剂 十三首、附方六

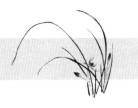

四物汤 养血通剂

四物❶地芍与归芎，血家百病此方通。①
八珍②合入四君子③，气血双疗功独崇。④
再加黄芪与肉桂⑤，十全大补⑥补方雄。⑦
十全除却芪地草⑧，加粟⑨煎之名胃风。⑩

注：
❶ 汤，《局方》。
① 当归（酒洗）、生地各三钱，白芍二钱，川芎钱半。当归辛、苦、甘温，入心脾，生血为君；生地甘寒，入心肾，滋血为臣；芍药酸寒，入肝脾，敛阴为佐；川芎辛温，通行血中之气为使。
② 汤。
③ 参、术、苓、草。
④ 四君补气，四物补血。
⑤ 加黄芪助阳固卫，加肉桂引火归元。
⑥ 汤。

⑦ 补方之首。
⑧ 除生地、黄芪、甘草。
⑨ 米百粒。
⑩ 汤。张元素治风客肠胃，飧泄完谷及瘈疭牙闭。

人参养荣汤

人参养荣❶即十全①，除却川芎五味联。
陈皮远志加姜枣，脾肺气血补方先。②

注：
❶ 汤。
① 汤，见前四物下。
② 即十全大补汤除川芎，加五味、陈皮、远志。薛立斋曰：气血两虚，变生诸证，不问脉病，但服此汤，诸证悉退。

归脾汤 引血归脾

归脾汤❶用术参芪，归草茯神远志随。
酸枣木香龙眼肉，煎加姜枣益心脾。
怔忡健忘俱可却，肠风崩漏总能医。①

注：
❶《济生》。
① 人参、白术（土炒）、茯神、枣仁、龙眼肉各二钱，黄芪

（蜜炙）钱半，当归（酒洗）、远志各一钱，木香、甘草（炙）各八分。血不归脾则妄行，参、芪、甘、术之甘温以补脾，志、茯、枣仁、龙眼之甘温、酸苦以补心，当归养血，木香调气，气壮则自能摄血矣。

当归四逆汤 益血复脉

当归四逆❶桂枝芍，细辛甘草木通著。
再加大枣治阴厥，脉细阳虚由血弱。①
内有久寒加姜萸②，发表温中通脉络。③
不用附子及干姜，助阳过剂阴反灼。④

注：

❶ 汤，仲景。
① 当归、桂枝、芍药、细辛各二两，甘草（炙）、木通各二两，枣二十五枚。成氏曰：通脉者，必先入心补血，当归之苦以助心血。心苦缓，急食酸以收之，芍药之酸，以收心气。肝苦急，急食甘以缓之，甘草、大枣、木通以缓阴血。
② 素有久寒者，加吴茱萸二升、生姜半斤酒煎，名四逆加吴茱萸生姜汤，仲景。
③ 桂枝散表风，吴茱萸、生姜、细辛温经，当归、木通通经复脉。
④ 姜附四逆在于回阳，当归四逆在于益血复脉，故虽内有久寒，只加生姜、吴茱萸，不用干姜、附子，恐反灼其阴也。

养心汤 补血宁心

养心汤用草芪参，二茯芎归柏子寻。
夏曲远志兼桂味，再加酸枣总宁心。①

注：

① 黄芪（蜜炙）、茯苓、茯神、川芎、当归（酒洗）、半夏曲各一两，甘草（炙）一钱，人参、柏子仁（去油）、五味子、远志、枣仁（炒）各二钱半，每服五钱。参、芪补心气，芎、归养心血，二茯、柏仁、远志泄心热而宁心神，五味、枣仁收心气散越，半夏去扰心之痰涎，甘草补土以培心子，赤桂引药以达心经。

桃仁承气汤 膀胱蓄血

桃仁承气❶五般奇，甘草硝黄并桂枝。①
热结膀胱小腹胀，如狂蓄血最相宜。②

注：

❶ 汤，仲景。

① 桃仁（去皮尖，研）五十枚，大黄四两，芒硝、桂枝、甘草各二两。硝、黄、甘草，调胃承气汤也。热甚搏血，故加桃仁润燥缓肝，表证未除，故加桂枝调经解表。

② 小腹胀而小便自利，知为血蓄下焦，蓄血发热故如狂。

理血之剂

犀角地黄汤 胃热吐衄

犀角地黄❶芍药丹①,血升胃热火邪干。
斑黄阳毒皆堪治②,或益柴芩总伐肝。③

注:
❶ 汤。
① 生地半两,白芍一两,丹皮、犀角二钱半。每服五钱。
② 犀角大寒,解胃热而清心火;芍药酸寒,和阴血而散肝火;丹皮苦寒,泻血中之伏火;生地大寒,凉血而滋水,以其平诸经之僭逆也。
③ 因怒致血者,加柴胡、黄芩。

咳血方 咳嗽痰血

咳血方❶中诃子收,瓜蒌海石山栀投。
青黛蜜丸口噙化,咳嗽痰血服之瘳。①

注:
❶ 丹溪。
① 诃子(煨取肉)、瓜蒌仁(去油)、海石(去砂)、栀子(炒黑)、青黛(水飞)等份,蜜丸,嗽甚加杏仁。青黛清肝泻火,栀子清肺凉心,瓜蒌润燥滑痰,海石软坚止嗽,诃子敛肺定喘。不用血药者,火退而自止也。

秦艽白术丸 血痔便秘

东垣秦艽白术丸,归尾桃仁枳实攒。
地榆泽泻皂角子,糊丸血痔便艰难。①
仍有苍术防风剂,润血疏风燥湿安。②

注:
① 大肠燥结,故便难。秦艽、白术、归尾(酒洗)、桃仁(研)、地榆各一两,枳实(麸炒)、泽泻、皂角子(烧存性)各五钱,糊丸。归尾、桃仁以活血,秦艽、皂子以润燥,枳实泄胃热,泽泻泻湿邪,地榆以破血止血,白术以燥湿益气。
② 本方除白术、当归、地榆,加苍术、防风、大黄、黄柏、槟榔,名秦艽苍术汤。除枳实、皂角、地榆,加防风、升麻、柴胡、陈皮、炙甘草、黄柏、大黄、红花,名秦艽除风汤,治并同。

槐花散 便血

槐花散用治肠风,侧柏①黑荆②枳壳充。
为末等分米饮下,宽肠凉血逐风功。③

注:
① 叶。
② 芥。
③ 槐花、柏叶凉血,枳实宽肠,荆芥理血疏风。

小蓟饮子 血淋

小蓟饮子藕①蒲黄②,木通滑石生地襄。
归草③栀子淡竹叶④,血淋热结服之良。⑤

注：
① 节。
② 炒黑。
③ 当归、甘草。
④ 等份煎服。
⑤ 小蓟、藕节散瘀血,生地凉血,蒲黄止血,木通泻心火达小肠,栀子散郁火出膀胱,竹叶清肺凉心,滑石泄热利窍,当归引血归经,甘草和中调气。

四生丸 血热妄行

四生丸❶用三般叶,侧柏艾荷生地协。①
等分生捣如泥煎,血热妄行止衄惬。②

注：
❶《济生》。
① 侧柏叶、艾叶、荷叶、生地黄。
② 侧柏、生地补阴凉血,荷叶散瘀血、留好血,艾叶生者性温,理气止血。

复元活血汤 损伤积血

复元活血汤❶柴胡，花粉当归山甲俱。
桃仁红花大黄草，损伤瘀血酒煎祛。①

注：
❶《发明》。
① 柴胡五钱，花粉、当归、穿山甲（炮）、甘草、红花各三钱，桃仁五十枚（去皮尖研），大黄一两。每服一两，酒煎。血积必于两胁，属肝胆经，故以柴胡引用为君，以当归活血脉，以甘草缓其急，以大黄、桃仁、红花、山甲、花粉破血润血。

祛风之剂 十二首、附方四

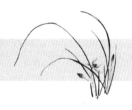

小续命汤 风证通剂

小续命汤❶桂附芎,麻黄参芍杏防风。

黄芩防己兼甘草,六经风中此方通。①

昂按:此方今人罕用,然古今风方,多从此方损益为治。

注:

❶《千金》。

① 通治六经中风,㖞斜不遂,语言謇涩,及刚柔二痓,亦治厥阴风湿。防风一钱二分,桂枝、麻黄、人参、白芍(酒炒)、杏仁(炒研)、川芎(酒洗)、黄芩(酒洗)、防己、甘草(炙)各八分,附子四分,姜、枣煎。麻黄、杏仁,麻黄汤也,治寒;桂枝、芍药,桂枝汤也,治风。参、草补气,芎、芍养血,防风治风淫,防己治湿淫,附子治寒淫,黄芩治热淫,故为治风通剂。刘宗厚曰:此方无分经络,不辨寒热,虚实虽多,亦奚以为?

大秦艽汤 搜风活血降火

大秦艽汤❶羌活防，芎芷辛芩二地黄。
石膏归芍苓甘术，风邪散见可通尝。①

昂按：治风有三法，解表、攻里、行中道也。初中必挟外感，故用风药解表散寒，而用血药、气药调里，活血降火也。

注：

❶《机要》。

① 治中风，风邪散见，不拘一经者。秦艽、石膏各三两，羌活、独活、防风、川芎、白芷、黄芩（酒炒）、生地（酒洗）、熟地、当归（酒洗）、茯苓、白芍（酒炒）、甘草（炙）、白术（土炒）各一两，细辛五钱，每服一两。刘宗厚曰：秦艽汤、愈风汤，虽有补血之药，而行经散风之剂居其大半，将何以养血而益筋骨也？

三生饮 卒中痰厥

三生饮❶用乌附星，三皆生用木香听。①
加参对半扶元气②，卒中痰迷服此灵。③
星香散亦治卒中，体肥不渴邪在经。④

注：

❶《局方》。

① 生南星一两，生川乌、附子（去皮）各五钱，木香二钱。
② 每服一两，加参一两。

祛风之剂

③ 乌、附燥热，行经逐寒；南星辛烈，除痰散风。重用人参以扶元气，少佐木香以行逆气。《医贯》曰：此行经散痰之剂，斩关擒王之将，宜急用之。凡中风口开为心绝，手撒为脾绝，眼合为肝绝，遗尿为肾绝，鼻鼾为肺绝。吐沫直视，发直头摇，面赤如朱，汗缀如珠者，皆不治。若服此汤，间有生者。

④ 中脏、中腑者重，中经者稍轻。胆星八钱，散痰，木香二钱，行气，为末服。《易简》加姜煎服，名星香散。

地黄饮子 痰厥风邪

地黄饮子❶山萸斛，麦味菖蒲远志茯。
苁蓉桂附巴戟天，少入薄荷姜枣服。①
喑厥风痱能治之②，火归水中水生木。③

注：
❶ 河间。
① 熟地、山萸肉、石斛、麦冬、五味、石菖蒲、远志、茯苓、肉苁蓉、官桂、附子（炮）、巴戟等份，每服五钱，加薄荷少许煎。
② 口噤身冷为喑厥，四肢不收为风痱。
③ 熟地以滋根本之阴，桂、附、苁蓉、巴戟以返真元之火，山萸、石斛平胃温肝，志、苓、菖蒲补心通肾，麦、味保肺以滋水源，水火既交，风火自息矣。刘河间曰：中风，非外中之风，良由将息失宜，心火暴甚，肾水虚衰，不能制之，故卒倒无知也。治宜和脏腑，通经络，便是治风。《医贯》曰：痰涎上涌者，水不归元也；面赤烦渴者，火不

归元也。惟桂、附能引火归元，火归水中，则水能生木，木不生风，而风自息矣。

独活汤 瘈疭昏愦

独活汤❶中羌独防，芎归辛桂参夏菖。
茯神远志白薇草，瘈疭①昏愦力能匡。②

注：
❶ 丹溪。
① 音炽纵。
② 羌活、独活、防风、当归、川芎、细辛、桂心、人参、半夏、菖蒲、茯神、远志、白薇各五钱，甘草（炙）二钱半，每服一两，加姜、枣煎。肝属风而主筋，故瘈疭为肝邪。二活、防风治风，辛、桂温经，半夏除痰，芎、归和血，血活则风散也。肝移热于心则昏愦。人参补心气，菖蒲开心窍，茯神、远志安心，白薇退热止风。风静火熄，血活神宁，瘈疭自已矣。

顺风匀气散 㖞僻偏枯

顺风匀气❶术乌沉，白芷天麻苏叶参。
木瓜甘草青皮合，㖞僻偏枯口舌喑。①

注：
❶ 散。

① 口眼㖞斜，偏枯不遂，皆由宗气不能周于一身。白术二钱，乌药钱半，天麻、人参各五分，苏叶、白芷、木瓜、青皮、甘草（炙）、沉香（磨）各三分，加姜煎。天麻、苏、芷以疏风气，乌药、青、沉以行滞气，参、术、炙草以补正气，气匀则风顺矣，木瓜伸筋，能于土中泻木。

上中下通用痛风汤 <small>上中下痛风</small>

黄柏苍术天南星，桂枝①防己②及威灵。③
桃仁红花龙胆草④，羌芷⑤川芎⑥神曲停。
痛风湿热与痰血，上中下通用之听。⑦

注：
① 横行。
② 下行。
③ 仙，上下行。
④ 下行。
⑤ 上行。
⑥ 上下行。
⑦ 黄柏（酒炒）、苍术（泔浸）、南星、姜、枣各二两，防己、桃仁（去皮尖）、胆草、白芷、川芎、神曲（炒）各一两，桂枝、威灵仙、红花、羌活各二钱半，曲糊丸，名上中下通用痛风方。丹溪。黄柏清热，苍术燥湿，龙胆泻火，防己利水，四者治湿与热。桃仁、红花活血祛瘀，川芎血中气药，南星散风燥痰，四者活血与痰。羌活去百节风，白芷去头面风，桂枝、威灵仙去臂胫风，四者所以治风。加神曲者，消中焦陈积之气也。症不兼者，加减为治。

独活寄生汤 风寒湿痹

独活寄生❶艽防辛,芎归地芍桂苓均。
杜仲牛膝人参草,冷风顽痹屈能伸。①
若去寄生加芪续②,汤名三痹古方珍。③

注:
❶ 汤,《千金》。
① 独活、桑寄生、秦艽、防风、细辛、川芎（酒洗）、当归（酒洗）、白芍（酒炒）、熟地、桂心、茯苓、杜仲（姜汁炒断丝）、牛膝、人参、甘草等份,每服四钱。
② 黄芪、续断。
③ 名三痹汤,治风寒湿三痹。喻嘉言曰:此方用参、芪、四物一派补药,加艽、防胜风湿,桂、辛胜寒,细辛、独活通肾气,凡治三气袭虚成痹者,宜准诸此。

消风散 消风散热

消风散内羌防荆,芎朴参苓陈草并。
僵蚕蝉蜕藿香入,为末茶调或酒行。
头痛目昏项背急,顽麻瘾疹服之清。①

注:
① 人参、防风、茯苓、川芎、羌活、僵蚕（炒）、蝉蜕、藿香各二两,荆芥、厚朴（姜汁炒）、陈皮（去白）、甘草（炙）各五钱,每服三钱,茶调下。疮癣,酒下。羌、防、芎、

荆，治头目、项背之风，僵蚕、蝉蜕散咽膈、皮肤之风，藿香、厚朴去恶散满，参、苓、甘、桔辅正调中。

川芎茶调散 头目风热

川芎茶调散❶荆防，辛芷薄荷甘草羌。

目昏鼻塞风攻上，正偏头痛悉平康。①

方内若加僵蚕菊，菊花茶调②用亦臧。③

注：
❶《局方》。
① 薄荷三钱，川芎、荆芥各四钱，防风钱半，细辛一钱，羌活、白芷、甘草（炙）各二钱，为末，每服三钱，茶调下。羌活治太阳头痛，白芷治阳明头痛，川芎治少阳、厥阴头痛，细辛治少阴头痛，防风为风药卒徒，薄荷、荆芥散风热而清头目。以风热攻上，宜于升散，巅顶之上，惟风药可到也。加甘草以缓中，加茶调以清降。
② 散。
③ 菊花清头目，僵蚕去风痰。

清空膏 风湿热头风

清空❶芎草柴芩连，羌防升之入顶巅。

为末茶调如膏服，正偏头痛一时蠲。①

注：

❶ 膏，东垣。

① 川芎五钱，甘草（炙）两半，柴胡七钱，黄芩（酒炒）、黄连（酒炒）、羌活、防风各一两，每服三钱。风寒湿热上攻头脑则痛，头两旁属少阳，偏头痛属少阳相火。芩、连苦寒，以羌、防、芎、柴升之，则能去湿热于高巅之上矣。

人参荆芥散 妇人血风劳

人参荆芥散❶熟地，防风柴枳芎归比。
酸枣鳖羚桂术甘，血风劳作风虚治。①

注：

❶《妇宝》。

① 血脉空疏，乃感风邪，寒热盗汗，久渐成劳。人参、荆芥、熟地、柴胡、枳壳、枣仁（炒）、鳖甲（童便炙）、羚羊角、白术各五分，防风、甘草（炙）、当归、川芎、桂心各三分，加姜煎。荆、防、柴、羚以疏风平木，地黄、鳖甲以退热滋阴，芎、归、桂枝以止痛调经，参、术、炙草、枣仁以敛汗补虚，除烦进食。

祛寒之剂 十二首、附方二

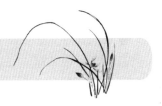

理中汤 寒客中焦

理中汤❶主理中乡①，甘草人参术黑姜。②
呕利腹痛阴寒盛，或加附子总扶阳。③

注：
❶ 仲景。
① 仲景曰：理中者，理中焦。
② 白术（土炒）二两，人参、干姜（炮）、甘草（炙）各一两，治太阴厥逆，自利不渴，脉沉无力。人参补气益脾为君，白术健脾燥湿为臣，甘草和中补土为佐，干姜温胃散寒为使。
③ 名附子理中汤。

真武汤 壮肾阳

真武汤❶壮肾中阳，茯苓术芍附生姜。①
少阴腹痛有水气，悸眩瞤惕保安康。②

注：

❶ 仲景。

① 附子一枚（炮），白术二两（炒），茯苓、白芍（炒）、生姜各三两。

② 中有水气，故心悸头眩；汗多亡阳，故肉瞤筋惕。瞤，音纯，动貌。苓、术补土利水，以疗悸眩；姜、附回阳益火，以逐虚寒；芍药敛阴和营，以止腹痛。真武，北方水神。肾中火足，水乃归元。此方补肾之阳，壮火而利水，故名。

四逆汤 阴证厥逆

四逆汤❶中姜附草，三阴厥逆太阳沉。①
或益姜葱参芍桔，通阳复脉力能任。②

注：

❶ 仲景。

① 附子一枚（生用），干姜一两，甘草（炙）二两，冷服。专治三阴厥逆，太阳初证脉沉亦用之。

② 音仁。面赤，格阳于上也，加葱白通阳；腹痛，加芍药和阴；咽痛，加桔梗利咽；利止、脉不出，加人参补气复脉；呕吐，加生姜以散逆气。

白通加人尿猪胆汁汤 阴盛格阳

白通加①尿猪胆汁②，干姜附子兼葱白。③
热因寒用妙义深，阴盛格阳厥无脉。④

注：
① 人。
② 汤，仲景。尿，音鸟，去声，小便也。俗读平声，非。
③ 附子一枚（炮），干姜一两，葱白四茎，此白通汤也。葱白以通阳气，姜、附以散阴寒，加人尿五合，猪胆汁一合。
④ 阴寒内甚，格阳于外，故厥逆无脉，纯与热药，则寒气格拒，不得达入，故于热剂中加尿汁，寒药以为引用，使得入阴而回阳也。

吴茱萸汤 吐利寒厥

吴茱萸汤❶人参枣，重用生姜温胃好。
阳明寒呕①少阴②利，厥阴头痛皆能保。③

注：
❶ 仲景。
① 太阳热呕忌用。
② 下。
③ 吴茱萸一升（炮），人参三两，生姜六两，枣十二枚。姜、茱、参、枣，补土散寒。茱萸辛热，能入厥阴，治肝气上逆而致呕利腹痛。

益元汤 戴阳烦躁

益元❶艾附与干姜，麦味知连参草将。①

姜枣葱煎入童便②，内寒外热名戴阳。③

按：内热曰烦，为有根之火；外热曰躁，为无根之火。故但躁不烦及先躁后烦者，皆不治。

注：

❶ 汤，《活人》。

① 附子（炮）、艾叶、干姜、麦冬、五味子、知母、黄连、人参、甘草。艾叶辛热，能回阳。

② 冷服。

③ 证。此阴盛格阳之证，面赤身热，不烦而躁，但饮水不入口，为外热内寒。此汤姜、附加知、连，与白通加人尿、猪胆汁同义，乃热因寒药为引用也。

回阳救急汤 三阴寒厥

回阳救急❶用六君，桂附干姜五味群。①
加麝三厘或②胆汁，三阴寒厥见奇功。③

注：

❶ 汤，节庵曰：即四逆汤。

① 附子（炮）、干姜、肉桂、人参各五分，白术、茯苓各一钱，半夏、陈皮各七分，甘草三分，五味九粒，姜煎。

② 猪。

③ 姜、桂、附子祛其阴寒。六君温补，助其阳气。五味、人参以生其脉。加麝香者，以通其窍；加胆汁者，热因寒用也。

祛寒之剂

四神丸 肾虚脾泻

四神❶故纸吴茱萸，肉蔻五味四般须。
大枣百枚姜八两①，五更肾泻火衰扶。②

注：

❶ 丸。

① 破故纸四两（酒浸炒），吴茱萸一两（盐水炒），肉豆蔻三两（面裹煨），五味子三两（姜炒），生姜同煎。枣烂即去姜，捣枣肉为丸，临卧盐汤下，若早服，不能敌一夜之阴寒也。

② 由肾命火衰，不能生脾土，故五更将交阳分，阳虚不能键闭而泄泻，不可专责脾胃也。破故纸辛温，能补相火，以通君火，火盛乃能生土；肉豆蔻暖胃固阳，吴茱萸燥脾去湿，五味子补肾涩精，生姜温中，大枣补土，亦以防水也。

厚朴温中汤 虚寒胀满

厚朴温中❶陈草苓，干姜草蔻木香停。
煎服加姜治腹痛，虚寒胀满用皆灵。①

注：

❶ 汤。

① 厚朴、陈皮各一钱，甘草、茯苓、草豆蔻、木香各五分，干姜三分，加姜煎。干姜、草蔻辛热以散其寒，陈皮、木

香辛温以调其气,厚朴辛温以散满,茯苓甘淡以利湿,甘草甘平以和中。寒散气行,痛胀自已矣。

导气汤 寒疝

寒疝痛用导气汤,川楝茴香与木香。
吴茱煎以长流水,散寒通气利小肠。①

注:
① 疝,亦名小肠气。川楝四钱,木香五钱,茴香二钱,吴茱萸一钱,汤泡同煎。川楝苦寒,入肝舒筋,能导小肠、膀胱之热从小水下行,为治疝君药。茴香暖胃散寒,吴茱萸温肝燥湿,木香行三焦、通气。

疝气方 寒湿疝气

疝气方❶用荔枝核,栀子山楂枳壳益。①
再入吴茱暖厥阴②,长流水煎疝痛释。③

注:
❶ 丹溪。
① 荔枝双结,状类睾丸,能入肝肾,辟寒散滞。栀子泻火利水,枳壳行气破癥,山楂散瘀磨积。睾,音皋,肾子也。
② 疝乃厥阴肝邪,非肾病,以肝脉络阴器也。
③ 等份,或为末,空心服。

橘核丸 癫疝

橘核丸❶中川楝桂，朴实延胡藻带昆。
桃仁二木酒糊合，癫疝痛顽盐酒吞。①

注：
❶《济生》。
① 橘核、川楝子、海藻、海带、昆布、桃仁各二两，桂心、厚朴、枳实、延胡索、木通、木香各五钱，酒糊为丸，盐汤或酒下。橘核、木香能入厥阴气分而行气，桃仁、延胡索能入厥阴气分而活血，川楝、木通能导小肠、膀胱之湿，官桂能祛肝肾之寒，枳实、厚朴行结水而破宿血，昆布、藻、带寒行水而咸软坚。

祛暑之剂 五首、附方十

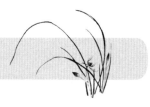

三物香薷饮 散暑和脾

三物香薷❶豆朴先①，若云热盛加黄连。②
或加苓草③名五物④，利湿祛暑木瓜宣。⑤
再加参芪与陈术，兼治中伤十味全。⑥
二香⑦合入香苏饮⑧，仍有藿薷⑨香葛⑩传。⑪

注：

❶ 饮，《局方》。
① 香薷辛温香散，能入脾肺，发越阳气以散蒸热。厚朴除湿散满，扁豆清暑和脾。
② 名黄连香薷饮，《活人》治中暑热盛，口渴心烦。
③ 茯苓、甘草。
④ 香薷饮。
⑤ 加木瓜名六味香薷饮，木瓜、茯苓治湿盛。
⑥ 六味加参、芪、陈皮、白术，名十味香薷饮。
⑦ 散。
⑧ 五物香薷饮合香苏饮。香附、紫苏、陈皮、苍术，名二香

散，治外感内伤，身寒腹胀。
⑨ 汤。
⑩ 汤。
⑪ 三物香薷饮合藿香正气散，名藿薷汤，治伏暑吐泻；三物香薷饮加葛根，名香葛汤，治暑月伤风。

清暑益气汤 补肺生津，清热燥湿

清暑益气❶参草芪，当归麦味青陈皮。
曲柏葛根苍白术，升麻泽泻枣姜随。①

注：

❶ 汤，东垣。

① 人参、黄芪、甘草（炙）、当归（酒洗）、麦冬、五味、青皮（麸炒）、陈皮（留白）、神曲（炒）、黄柏（酒炒）、葛根、苍术、白术（土炒）、升麻、泽泻，加姜、枣煎。热伤气，参、芪补气敛汗；湿伤脾，二术燥湿强脾。火旺则金病而水衰，故用麦、味保肺生津，黄柏泻火滋水，青皮理气而破滞，当归养血而和阴，曲、草和中而消食，升、葛以升清，泽泻以降浊也。

缩脾饮 温脾清暑

缩脾饮用清暑气，砂仁草果乌梅暨。
甘草葛根扁豆加，吐泻烦渴温脾胃。①

古人治暑多用温②，暑为阴证此所谓。③

大顺④杏仁姜桂甘，散寒燥湿斯为贵。⑤

注：

① 砂仁、草果（煨）、乌梅、甘草（炙）各四两，扁豆（炒研）、葛根各二两。暑必兼湿，而湿属脾土，故用砂仁、草果利气温脾，扁豆解暑渗湿，葛根升阳生津，甘草补土和中，乌梅清热止渴。

② 如香薷饮、大顺散之类。

③ 洁古曰：中热为阳证，为有余；中暑为阴证，为不足。经曰：脉虚身热，得之伤暑。

④ 散。

⑤ 先将甘草、白砂炒，次入干姜、杏仁炒，合肉桂为末，每服一钱。吴鹤皋曰：此非治暑，乃治暑月饮冷受伤之脾胃耳。

生脉散 保肺复脉

生脉❶麦味与人参，保肺清心治暑淫。

气少汗多兼口渴，病危脉绝急煎斟。①

注：

❶ 散。

① 人参五分，麦冬八分，五味子九粒。人参大补肺气，麦冬甘寒润肺，五味酸收敛肺，并能泻火生津。盖心主脉，肺朝百脉，补肺清心，则气充而脉复。将死脉绝者服之，能令复生。夏月火旺烁金，尤宜服之。

六一散 清暑利湿

六一❶滑石同甘草,解肌行水兼清燥。

统治表里及三焦,热渴暑烦泻痢保。①

益元②碧玉与鸡苏③,砂黛薄荷加之好。④

注:

❶ 散。

① 滑石六两,甘草一两,灯心汤下,亦有用姜汤下者。滑石气轻解肌,质重泻火,滑能入窍,淡能行水,故能通治上下表里之湿热,甘草泻火和中,又以缓滑石之寒滑也。

② 散。

③ 散。

④ 前方加辰砂,名益元散,取其清心;加青黛,名碧玉散,取其凉肝;加薄荷,名鸡苏散,取其散肺也。

利湿之剂 十三首、附方八

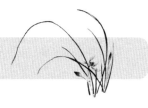

五苓散 行水经剂

五苓散❶治太阳府①，白术泽泻猪茯苓。

膀胱化气添官桂，利便消暑烦渴清。②

除桂名为四苓散，无寒但渴服之灵。③

猪苓汤④除桂与术，加入阿胶滑石停。⑤

此为和湿兼泻热，黄疸⑥便闭渴呕宁。⑦

注：

❶ 仲景。

① 太阳经热传入膀胱府者用之。

② 猪苓、茯苓、白术（炒）各十八铢，泽泻一两六铢，桂枝半两，每服三钱。二苓甘淡利水，泽泻甘咸泻水，能入肺肾而通膀胱，导水以泻火邪。加白术者，补土所以制水；加官桂者，气化乃能出也。经曰：膀胱者，州都之官，津液藏焉，气化则能出矣。

③ 湿胜则气不得施化，故渴，利其湿则渴自止。

④ 仲景。
⑤ 猪苓、茯苓、泽泻、阿胶、滑石各一两。滑石泻火解肌，最能行水。吴鹤皋曰：以诸药过燥，故加阿胶以存津液。
⑥ 小。
⑦ 五苓治湿胜，猪苓兼热胜。

小半夏加茯苓汤 行水消痞

小半夏加茯苓汤❶，行水消痞有生姜。①
加桂除夏治悸厥，茯苓甘草汤名彰。②

注：
❶ 仲景。
① 半夏一升，茯苓三两，生姜半斤。除茯苓，名小半夏汤。
② 加桂枝、甘草，除半夏，名茯苓甘草汤，仲景治伤寒水气乘心，厥而心下悸者，先治其水，却治其厥。火因水而下行，则眩悸止而痞满治矣。

肾着汤 湿伤腰肾

肾着汤❶内用干姜，茯苓甘草白术囊。
伤湿身痛与腰冷，亦名甘姜苓术汤。①
黄芪防己②除姜茯，术甘姜枣共煎尝。
此治风水与诸湿，身重汗出服之良。③

注：

❶《金匮》。

① 干姜（炮）、茯苓各四两，甘草（炙）、白术（炒）各二两。此数药行水补土，此湿邪在经而未入腑脏者。

② 汤，《金匮》。

③ 黄芪、防己各一两，白术七钱半，甘草（炙）五钱，加姜、枣煎。防己大辛苦寒，通行十二经，开窍行水；黄芪生用达表，白术燥湿强脾，并能止汗。加甘草者，益土所以制水，又以缓防己之峻急也。

舟车丸 燥实阳水

舟车❶牵牛及大黄，遂戟芫花又木香。
青皮橘皮加轻粉，燥实阳水却相当。①

注：

❶ 丸，河间。

① 口渴面赤，气粗，便秘而肿胀者，为阳水。黑牵牛四两（炒），大黄二两（酒浸），甘遂（面裹煨）、芫花（醋炒）、大戟（面裹煨）、青皮（炒）、橘红各一两，木香五钱，轻粉一钱，水丸。牵牛、大黄、遂、戟、芫花行水厉药，木香、青、陈以行气，少加轻粉以透经络，然非实证不可轻投。

疏凿饮 阳水

疏凿❶槟榔及商陆，苓皮大腹同椒目。

利湿之剂

赤豆芫羌泻木通，煎益姜皮阳水服。①

注：

❶ 饮。

① 槟榔、商陆、茯苓皮、大腹皮、椒目、赤小豆、秦艽、羌活、泽泻、木通等份，加姜皮、枣煎。芫、羌散湿上升，通、泻泄湿下降，苓、腹、姜皮行水于皮肤，椒、豆、商、槟攻水于腹里，亦上下表里分消之意。

实脾饮 虚寒阴水

实脾❶苓术与木瓜，甘草木香大腹加。
草蔻附姜兼厚朴，虚寒阴水效堪夸。①

注：

❶ 饮，《严氏》。

① 便利不渴而肿胀者，为阴水。茯苓、白术（土炒）、木瓜、甘草、木香、大腹皮、草豆蔻（煨）、附子（炮）、黑姜、厚朴（炒），加姜、枣煎。脾虚，补以苓、术、甘草；脾寒，温以蔻、附、黑姜；脾湿，利以茯苓、大腹皮；脾滞，导以厚朴、木香。又土之不足，由于木之有余，木瓜、木香皆能平肝泻木，使木不克土而脾和，则土能制水而脾实矣。经曰：湿胜则地泥，实土正所以制水也。

五皮饮 脾虚肤肿

五皮饮❶用五般皮，陈茯姜桑大腹奇。①

或用五加②易桑白，脾虚肤胀此方司。③

注：

❶《澹寮》。

① 陈皮、茯苓皮、姜皮、桑白皮、大腹皮。

② 皮。

③ 脾不能为胃行其津液，故水肿。半身以上，宜汗；半身以下，宜利小便。此方于泻水之中，仍寓调补之意。皆用皮者，水溢皮肤，以皮行皮也。

羌活胜湿汤 湿气在表

羌活胜湿❶羌独芎，甘蔓藁本与防风。

湿气在表头腰重①，发汗升阳有异功。

风能胜湿升能降②，不与行水渗湿同。③

若除独活芎蔓草，除湿④升麻苍术充。⑤

注：

❶ 汤，《局方》。

① 痛。

② 气升则水自降。

③ 湿气在表宜汗。又风能胜湿，故用风药上升，使湿从汗散。羌活、独活各一钱，川芎、甘草（炙）、藁本、防风各五分，蔓荆子三分。如有寒湿，加附子、防己。

④ 汤。

⑤ 除独活、川芎、蔓荆子、甘草，加升麻、苍术，名羌活除湿汤，治风湿身痛。

大橘皮汤 水肿泄泻

大橘皮汤治湿热，五苓六一二方缀。
陈皮木香槟榔增，能消水肿及泄泻。①

注：
① 用五苓散，赤茯苓一钱，猪苓、泽泻、白术、桂各五分；用六一散，滑石六钱，甘草一钱，加陈皮钱半，木香、槟榔各三分，每服五钱，加姜煎。小水并入大肠，致小肠不利而大便泄泻。二散皆行水泻热之药，加槟榔峻下，陈皮、木香理气，以利小便而实大便也。水肿亦湿热为病，故皆治之。

茵陈蒿汤 黄疸

茵陈蒿汤❶治黄疸，阴阳寒热细推详。
阳黄大黄栀子入①，阴黄附子与干姜。②
亦有不用茵陈者，仲景柏皮栀子汤。③

按：阳黄，胃有瘀热者，宜下之。如发热者，则势外出而不内入，不必汗下，惟用栀子、黄柏，清热利湿以和解之。若小便利，色白无热者，仲景作虚劳治，用小建中汤。

注：
❶ 仲景。
① 瘀热在里，口渴便闭，身如橘色，脉沉实者，为阳黄。茵陈六两，大黄二两（酒浸），栀子十四枚。茵陈发汗利水，

能泄太阴阳明之湿热，栀子导湿热出小便，大黄导湿出大便。

② 以茵陈为主，如寒湿阴黄，色暗便溏者，除栀子、大黄，加干姜、附子以燥湿散寒。

③ 黄柏二两，栀子五十枚，甘草一两。

八正散 淋痛尿血

八正❶木通与车前，萹蓄大黄滑石研。
①草梢瞿麦兼栀子，煎加灯草痛淋蠲。②

注：

❶ 散，《局方》。

① 甘。

② 一方有木香，治湿热下注，口渴咽干，淋痛尿血，小腹急满。木通、灯草、瞿麦降心火入小肠，车前清肝火入膀胱，栀子泻三焦郁火，大黄、滑石，泻火利水之捷药，萹蓄利便通淋，草梢入茎止痛。虽治下焦，而不专于治下，必三焦通利，水乃下行也。

萆薢分清饮 膏淋白浊

萆薢分清❶石菖蒲，①草梢乌药益智俱。②
或益茯苓盐煎服③，通心固肾浊精驱。④
缩泉⑤益智同乌药⑥，山药⑦糊丸便数需。⑧

利湿之剂

注：

❶ 饮。
① 甘。
② 甘草梢减半，余药等份。
③ 加盐少许。
④ 遗精、白浊。萆薢能泄厥阴、阳明湿热，去浊分清；乌药疏逆气而止便数，益智固脾胃而开郁结，石菖蒲开九窍而通心，甘草梢达肾茎而止痛，使湿热去而心肾通，则气化行而淋浊止矣。以此疏泄为禁止者也。
⑤ 丸。
⑥ 等份。
⑦ 为。
⑧ 盐汤下，治便数遗尿。

当归拈痛汤 湿气疮疡

当归拈痛❶羌防升，猪泽茵陈芩葛朋。
二术苦参知母草，疮疡湿热服皆应。①

注：

❶ 汤，东垣。
① 当归（酒洗）、羌活、防风、升麻、猪苓、泽泻、茵陈、黄芩（酒炒）、葛根、苍术、白术（土炒）、苦参、知母（并酒炒）、甘草（炙）。羌活通关节，防风散留湿，苦参、黄芩、茵陈、知母以泄湿热，当归以和气血，升、葛助阳而升清，芩、泻泄湿而降浊，参、甘、二术补正固中，使苦寒不伤胃，疏泄不损气也。刘宗厚曰：此方东垣本治湿热脚气，后人用治诸疮，甚验。

81

润燥之剂 十三首、附方二

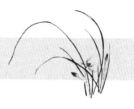

炙甘草汤 虚劳肺痿

炙甘草汤❶参姜桂,麦冬生地大麻仁。
大枣阿胶加酒服,虚劳肺痿效如神。①

注:
❶ 仲景。
① 甘草(炙)、人参、生姜、桂枝各三两,阿胶(蛤粉炒)二两,生地一斤,麦冬、麻仁(研)各半升,枣十二枚,水、酒各半煎。仲景治伤寒脉结代,心动悸及肺痿唾多。《千金翼》用治虚劳,《宝鉴》用治呃逆,《外台》用治肺痿。参、草、麦冬益气复脉,阿胶、生地补血养阴,枣、麻润滑以缓脾胃,姜、桂辛温以散余邪。

滋燥养荣汤 血虚风燥

滋燥养荣❶两地黄,芩甘归芍及芃防。①

爪枯肤燥兼风秘，火烁金伤血液亡。②

注：

❶ 汤。

① 芄、防，风药润剂。

② 当归（酒洗）二钱，生地、熟地、白芍（炒）、黄芩（酒炒）、秦芄各一钱，防风、甘草各五分。

活血润燥生津饮 内燥血枯

活血润燥生津饮❶，二冬熟地兼瓜蒌。

桃仁红花及归芍，利便通幽善泽枯。①

注：

❶ 丹溪。

① 熟地、当归、白芍各一钱，天冬、麦冬、瓜蒌各八分，桃仁（研）、红花各五分。

润肠丸 风秘血秘

润肠丸❶用归尾羌，桃仁麻仁及大黄。①

或加芄防皂角子②，风秘血秘善通肠。③

注：

❶ 东垣。

① 归尾、羌活、大黄各五钱，桃仁、火麻仁各一两，蜜丸。

归尾、桃仁润燥活血，羌活散火搜风，大黄破结通幽，麻仁润肠利窍。
② 风湿加秦艽、防风、皂角子（烧存性，研）。皂角子得湿则滑，善通便秘，艽、防治风。
③ 治风燥、血燥致大便秘。

韭汁牛乳饮 反胃噎膈

韭汁牛乳❶反胃滋，养荣散瘀润肠奇。
五汁安中①姜梨藕，三般加入用随宜。②

注：
❶ 饮，丹溪。
① 饮，张任候。
② 牛乳半斤，韭叶汁少许，滚汤顿服，名韭汁牛乳饮。牛乳六分，韭汁、姜汁、藕汁、梨汁各一分，和服，名五汁安中饮，并治噎膈反胃。噎膈，由火盛血枯，或有瘀血寒痰，阻滞胃口，故食入反出也。牛乳润燥养血为君，韭汁、藕汁消瘀益胃，姜汁温胃散痰，梨汁消痰降火，审症用之。或加陈酒亦佳，以酒乃米汁也。

通幽汤 噎塞便秘

通幽汤❶中二地俱，桃仁红花归草濡。
升麻升清以降浊①，噎塞便闭此方需。

润燥之剂

有加麻仁大黄者,当归润肠汤名殊。②

注:

❶ 东垣。
① 清阳不升,则浊阴不降,故大便不通。生地、熟地各五分,桃仁(研)、红花、当归身、甘草(炙)、升麻各一钱。
② 上药皆润燥通肠。

搜风顺气丸 风秘肠风

搜风顺气❶大黄蒸,郁李麻仁山药增。
防独车前及槟枳,菟丝牛膝山萸仍。
中风风秘及气秘,肠风下血总堪凭。①

注:

❶ 丸。
① 大黄(九蒸九晒)五两,火麻仁、郁李仁(去皮)、山药(酒蒸)、车前子、牛膝(酒蒸)、山萸肉各三两,菟丝子(酒浸)、防风、独活、槟榔、枳壳(麸炒)各一两,蜜丸。防、独润肾搜风,槟、枳顺气破滞,大黄经蒸晒则性稍和缓,同二仁滑利,润燥通幽。牛膝、车前下行利水,加山药、山萸、菟丝固本益阳,不使过于攻散也。

消渴方 胃热消渴

消渴方❶中花粉连,藕汁①地汁牛乳研。②

或加姜③蜜为膏服,泻火生津益血痊。④

注:

❶ 丹溪。
① 生。
② 粉、连研末,诸汁调服。
③ 汁。
④ 黄连泻心火,生地滋肾水,藕汁益胃,花粉生津,牛乳润燥益血。

白茯苓丸 肾消

白茯苓丸治肾消,花粉黄连萆薢调。
二参熟地覆盆子,石斛蛇床脆胵要。①

注:

① 音皮鸥,即鸡肫皮也。茯苓、花粉、黄连、萆薢、人参、玄参、熟地黄、覆盆子各一两,石斛、蛇床子各七钱半,鸡肫皮三十具(微炒),蜜丸,磁石汤下。黄连降心火,石斛平胃热,熟地、玄参生肾水,覆盆、蛇床固肾精,人参补气,花粉生津,茯苓交心肾,萆薢利湿热,顿服治肾消,磁石色黑属水,假之入肾也。

猪肾荠苨汤 解毒治肾消

猪肾荠苨❶参茯神,知芩葛草石膏因。

润燥之剂

磁石天花同黑豆,强中消渴此方珍。①

注:

❶ 汤,《千金》。

① 下消之证,茎长兴盛,不交精出,名强中。缘服邪术热药而毒盛也。猪肾一具,大豆一升,茅苨、人参、石膏各三两,磁石(绵裹)、茯神、知母、黄芩、葛根、甘草、花粉各二两,先煮豆、肾,去渣,以药分三服。知、芩、石膏以泻邪火,人参、甘草以固正气,葛根、花粉以生津,茅苨、黑豆最能解毒,磁石、猪肾引之入肾也。

地黄饮子 消渴烦躁

地黄饮子❶参芪草,二地二冬枇斛参。
泽泻枳实疏二腑,躁烦消渴血枯含。①

注:

❶《易简》。

① 人参、黄芪、甘草(炙)、天冬、麦冬、生地、枇杷叶(蜜炙)、石斛、泽泻、枳实(麸炒),每服二钱。参、芪、甘草以补其气,气能生水,二地、二冬以润其燥,润能益血,石斛平胃,枇杷降气,泽泻泻膀胱之火,枳实宣大肠之滞,使二腑清,则心、肺二脏之气得以下降,而渴自止。

酥蜜膏酒 气令声嘶

酥蜜膏酒❶用饴糖,二汁百部及生姜。

杏枣补脾兼润肺，声嘶气惫酒温尝。①

注：

❶《千金》。

① 酥蜜、饴糖、枣肉、杏仁（细研）、百部汁、生姜汁，共煎一炊，久如膏，温酒细细咽服之。

清燥汤 燥金受湿热之邪

清燥❶二术与黄芪，参苓连柏草陈皮。

猪泽升柴五味曲，麦冬归地痿方推。①

注：

❶ 汤，东垣。

① 治肺金受湿热之邪，痿躄喘促，口干便赤，黄芪钱半，苍术（炒）一钱，白术（炒）、陈皮、泽泻各五分，人参、茯苓、升麻各三分，当归（酒洗）、生地、麦冬、甘草（炙）、神曲（炒）、黄柏（酒炒）、猪苓各二分，柴胡、黄连（炒）各一分，五味九粒，煎。肺属辛金，主气；大肠为庚金，主津。燥金受湿热之邪，则寒水生化源绝，而痿躄喘渴诸证作矣。参、芪、苓、术、陈、草补土以生金，麦、味保金而生水，连、柏、归、地泻火滋阴，猪、泽、升、柴升清降浊，则燥金整肃，水出高原，而诸病平矣。此方不尽润药，因有清燥二字，故附记于此。然东垣所云清燥者，盖指肺与大肠为燥金也。

泻火之剂 二十七首、附方九

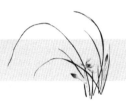

黄连解毒汤 三焦实热

黄连解毒汤四味①，黄柏黄芩栀子备。②
躁狂大热呕不眠，吐③衄④斑黄均可使。
若云三黄石膏汤，再加麻黄及淡豉。⑤
此为伤寒温毒盛，三焦表里相兼治。
栀子金花⑥加大黄⑦，润肠泻热真堪倚。

注：
① 毒，即大热也。
② 等份。
③ 血。
④ 鼻血，音：女六切。
⑤ 见《表里门》。
⑥ 丸。
⑦ 黄芩、黄柏、黄连、栀子、大黄，水丸。

附子泻心汤 伤寒痞满

附子泻心❶用三黄,寒加热药以维阳。①
痞乃热邪寒药治②,恶寒加附始相当。③
大黄附子汤同意,温药下之妙异常。④

注:
❶ 汤,仲景。
① 芩、连各一两,大黄二两,附子一枚(炮)。恐三黄重损其阳,故加附子。
② 伤寒痞满,从外之内,满在胸而不在胃,多属热邪,故宜苦泻。若杂病之痞,从内之外,又宜辛散。
③ 经曰:心下痞,按之软,关脉浮者,大黄黄连泻心汤。心下痞而复恶寒,汗出者,附子泻心肠。
④ 大黄、细辛各二两,附子一枚(炮)。《金匮》曰:阳中有阴,宜以温药下其寒。后人罕识其旨。

半夏泻心汤 误下虚痞

半夏泻心❶黄连芩,干姜甘草与人参。
大枣和之治虚痞,法在降阳而和阴。①

注:
❶ 汤,仲景。
① 半夏半斤,黄连一两,干姜、黄芩、甘草(炙)、人参各三两,大枣十二枚。治伤寒下之早,胸满而不痛者,为痞;

泻火之剂

身寒而呕，饮食不下，非柴胡证。凡用泻心者，多属误下，非传经热邪。否而不泰为痞。泻心者，必以苦，故用芩、连；散痞者，必以辛，故用姜、夏；欲交阴阳通上下者，以和其中，故用参、甘、大枣。

白虎汤 _{肺胃实热}

白虎汤❶用石膏煨，知母甘草粳米陪。①
亦有加入人参者②，燥烦热渴舌生苔。③

按：白虎证脉洪大有力，类白虎证脉大而虚，以此为辨。又当观小便，赤者为内热，白者为内寒也。

注：
❶ 仲景。
① 石膏一斤，知母六两，甘草二两，粳米六合。
② 名人参白虎汤。
③ 白虎，西方金神。此方清肺金而泻胃火，故名。然必实热方可用之，或有血虚身热，脾虚发热及阴盛格阳，类白虎汤证，误投之，不可救也。

竹叶石膏汤 _{脾胃虚热}

竹叶石膏汤❶人参，麦冬半夏竹叶灵。
甘草生姜兼粳米，暑烦热渴脉虚寻。①

91

注：

❶ 仲景。

① 竹叶二把，石膏一斤，人参三两，甘草（炙）三两，麦冬一升，半夏、粳米各半斤，加姜煎。治伤寒解后，呕渴少气。竹叶、石膏之辛寒，以散余热；参、甘、粳、麦之甘平，以补虚生津；姜、夏之辛温，以豁痰止呕。

升阳散火汤 火郁

升阳散火❶葛升柴，羌独防风参芍侪。
生炙二草加姜枣，阳经火郁发之佳。①

注：

❶ 汤，东垣。

① 柴胡八钱，葛根、升麻、羌活、独活、人参、白芍各五钱，防风二钱半，炙甘草三钱，生甘草二钱，每服五钱，加姜、枣煎。火发多在肝、胆之经，以木盛能生火，而二经俱挟相火，故以柴胡散肝为君，羌、防以发太阳之火，升、葛以发阳明之火，独活以发少阴之火。加参、甘者，补土以泄火；加白芍者，泻肝而益脾，且令散中有补，发中有收也。

凉膈散 膈上实热

凉膈❶硝黄栀子翘，黄芩甘草薄荷饶。
竹叶蜜煎疗膈上①，中焦燥实服之消。②

注：

❶ 散，《局方》。

① 叶生竹上，故治上焦。

② 连翘四两，大黄（酒浸）、芒硝、甘草各二两，栀子（炒黑）、黄芩（酒炒）、薄荷各一两，为末，每服三钱，加竹叶、生蜜煎。连翘、薄荷、竹叶以升散于上，栀、芩、硝、黄以推泻于下，使上升下行，而膈自清矣。加甘草、生蜜者，病在膈，甘以缓之也。潘思敬曰：仲景调胃承气汤，后人加味，一变而为凉膈散，再变而为防风通圣散。

清心莲子饮 心火淋渴

清心莲子❶石莲参，地骨柴胡赤茯苓。
芪草麦冬车前子，躁烦消渴及崩淋。①

注：

❶ 饮，《局方》。

① 石莲、人参、柴胡、赤茯苓、黄芪各三钱，黄芩（酒炒）、地骨皮、麦冬、车前子、甘草（炙）各二钱。参、芪、甘草补虚泻火，柴胡、地骨退热平肝，黄芩、麦冬清热上焦，赤茯苓、车前利湿下部，中以石莲交其心肾也。

甘露饮 胃中湿热

甘露❶两地①与茵陈，芩枳枇杷②石斛伦。
甘草二冬③平胃热④，桂苓犀角可加均。⑤

注：

❶ 饮，《局方》。
① 生、熟。
② 黄芩、枳壳、枇杷叶。
③ 天、麦。
④ 等份，煎。二地、二冬、甘草、石斛平胃肾之虚热，清而兼补，黄芩、茵陈折热而去湿，枳壳、枇杷抑气而降火。
⑤ 加茯苓、肉桂，名桂苓甘露饮。《本事方》加犀角通治胃中湿热，口疮吐衄。

清胃散 胃火牙痛

清胃散❶用升麻①连，当归生地牡丹全。
或益石膏平胃热，口疮吐衄②及牙宣。③

注：

❶ 东垣。
① 黄。
② 口血、鼻血。
③ 齿龈出血。黄连泻心火，亦泻脾火，丹皮、生地平血热，当归引血归经，石膏泻阳明之火，升麻升阳明之清。昂按：古人治血，多用升麻。然上升之药，终不可轻施。

泻黄散 胃热口疮

泻黄❶甘草与防风，石膏栀子藿香充。

泻火之剂

炒香蜜酒调和服，胃热口疮并见功。①

注：

❶ 散。

① 防风四两，甘草二两，黑栀子一两，藿香七钱，石膏五钱。栀子、石膏泻肺胃之火，藿香辟恶调中，甘草补脾泻热。重用防风者，能发脾中伏火，又能于土中泻木也。

钱乙泻黄散 脾胃火郁

钱乙泻黄❶升防芷，芩夏石斛同甘枳。

亦治胃热及口疮，火郁发之斯为美。①

注：

❶ 散。

① 升麻、防风、白芷各钱半，黄芩、枳壳、石斛各一钱，甘草七分。升、防、白芷以散胃火，芩、夏、枳壳以清热开郁，石斛、甘草以平胃调中。

泻白散 肺火

泻白❶桑皮地骨皮，甘草粳米四般宜。①

参茯知芩皆可入②，肺炎喘嗽此方施。

注：

❶ 散，钱乙。

① 桑白皮、地骨皮各一钱，甘草五分，粳米百粒。桑皮泻肺火，地骨退虚热，甘草补土生金，粳米和中清肺。李时珍曰：此泻肺诸方之准绳也。
② 人参、茯苓、知母、黄芩，听证加减，名加减泻白散。

泻青丸 肝火

泻青丸❶用龙胆栀，下行泻火大黄资。
羌防升上芎归润，火郁肝经用此宜。①

注：
❶ 钱乙。
① 龙胆草、黑栀子、大黄（酒蒸）、羌活、防风、川芎、当归（酒洗），等份，蜜丸，竹叶汤下。羌、防引火上升，栀、胆、大黄抑火下降，芎、归养肝血而润肝燥。

龙胆泻肝汤 肝经湿热

龙胆泻肝❶栀芩柴，生地车前泽泻偕。
木通甘草当归合，肝经湿热力能排。①

注：
❶ 汤，《局方》。
① 胆草（酒炒）、栀子（酒炒）、黄芩（酒炒）、生地（酒炒）、柴胡、车前子、泽泻、木通、当归、甘草（生用）。龙胆、柴胡泻肝胆之火，黄芩、栀子泻肺与三焦之热以佐之，泽

泻泻肾经之湿，木通、车前泻小肠、膀胱之湿以佐之，归、地养血补肝，甘草缓中益胃，不令苦寒过于泄下也。

当归龙荟丸 肝火

当归龙荟❶用四黄，龙胆芦荟木麝香。

黑栀青黛姜汤下，一切肝火尽能攘。①

注：
❶ 丸，《宣明》。
① 当归（酒洗）、胆草（酒洗）、栀子（炒黑）、黄连（酒炒）、黄柏（酒炒）、黄芩（酒炒）各一两，大黄（酒浸）、青黛（水飞）、芦荟各五钱，木香二钱，麝香五分，蜜丸，姜汤下。肝木为生火之原，诸经之火因之而起，故以青黛、龙胆入本经而直折之，而以大黄、芩、连、栀、柏通平上下三焦之火也。芦荟大苦、大寒，气燥入肝。恐诸药过于寒泻，故用当归养血补肝，用姜汤辛温为引。加木、麝者，取其行气通窍也。然非实热，不可轻投。

左金丸 肝火

左金❶茱莲六一丸，肝经火郁吐吞酸。①

再加芍药名戊己②，热泻热痢服之安。③

连附六一④治胃痛，寒因热用理一般。⑤

注：

❶ 丸，丹溪。

① 黄连六两（姜汁炒），吴茱萸一两（盐汤泡），亦名茱连丸。肝实则作痛，或呕酸。心为肝子，故用黄连泻心清火，使火不克金，则金能制木而肝平矣。吴茱萸能入厥阴行气解郁，又能引热下行，故以为反佐。寒者正治，热者反治，使之相济以立功也。左金者，使肺右之金得行于左而平肝也。

② 丸。

③ 戊为胃土，己为脾土，加芍药伐肝安脾，使木不克土。

④ 汤。

⑤ 黄连六两，附子一两，亦反佐也。

导赤散 淋小肠火

导赤❶生地与木通，①草梢竹叶四般攻。
口糜淋痛小肠火，引热同归小便中。②

注：

❶ 散，钱乙。

① 甘。

② 等份煎。生地凉心血，竹叶清心气，木通泻心火入小肠，草梢达肾茎而止痛。

清骨散 骨蒸劳热

清骨散用银柴胡，胡连秦艽鳖甲符。

地骨青蒿知母草，骨蒸劳热保无虞。①

注：
① 银柴胡钱半，胡黄连、秦艽、鳖甲（童便炙）、地骨皮、青蒿、知母各一钱，甘草（炙）五分。地骨、胡连、知母以平内热，柴胡、青蒿、秦艽以散表邪，鳖甲引诸药入骨而补阴，甘草和诸药而泻火。

普济消毒饮 大头天行

普济消毒❶芩连鼠，玄参甘桔蓝根侣。
升柴马勃连翘陈，僵蚕薄荷为末咀。①
或加人参及大黄②，大头天行力能御。③

注：
❶ 饮，东垣。
① 黄芩（酒炒）、黄连（酒炒）各五钱，玄参、甘草（生用）、桔梗、柴胡、陈皮（去白）各二钱，鼠黏子、板蓝根、马勃、连翘、薄荷各一钱，僵蚕、升麻各七分，末服，或蜜丸噙化。
② 虚者加人参，便秘加大黄。
③ 头天行，亲戚不相访问，染者多不救。原文曰：芩、连泻心肺之火为君，玄参、陈皮、甘草泻火补肺为臣，连翘、薄荷、鼠黏、蓝根、僵蚕、马勃散肿消毒定喘为佐，升麻、柴胡散阳明、少阳二经之阳，桔梗为舟楫，不令下行为载。李东垣曰：此邪热客心肺之间，上攻头面为肿，以承气汤泻之，是为诛伐无过，遂处此方，全活甚众。

清震汤 雷头风

清震汤❶治雷头风，升麻苍术两般充。①
荷叶一枚升胃气，邪从上散不传中。②

注：

❶ 河间。
① 二味，《局方》名升麻汤。
② 头面肿痛疙瘩，名雷头风，一云头如雷鸣。东垣曰：邪在三阳，不可过用寒药重剂诛伐无过，处清震汤升阳解毒，盖取震为雷之义也。

桔梗汤 肺痈咳吐脓血

桔梗汤❶中用防己，桑皮贝母瓜蒌子。
甘枳当归薏杏仁，黄芪百合姜煎此。①
肺痈吐脓或咽干，便秘大黄可加使。②

注：

❶《济生》。
① 桔梗、防己、瓜蒌、贝母、当归、枳壳、薏仁、桑白皮各五分，黄芪七分，杏仁、百合、甘草各三分，姜煎。
② 一方有人参，无枳壳。黄芪补肺气，杏仁、薏仁、桑皮、百合补肺清火，瓜蒌、贝母润肺除痰，甘、桔开提气血，利膈散寒，防己散肿除风，泻湿清热，当归以和其血，枳壳以利其气。

泻火之剂

清咽太平丸 肺火咯血

清咽太平❶薄荷芎，柿霜甘桔及防风。
犀角蜜丸治膈热，早间咯血颊常红。①

注：
❶ 丸。
① 两颊，肺肝之部。早间，寅卯木旺之时。木盛生火，来克肺金。薄荷十两，川芎、柿霜、甘草、防风、犀角各二两，桔梗三两，蜜丸。川芎，血中气药，散瘀升清；防风，血药之使，搜肝泻肺。薄荷理血散热，清咽除蒸；犀角凉心清肝，柿霜生津润肺，甘草缓炎上之火势，桔梗载诸药而上浮。

清斑青黛饮 胃热发斑

清斑青黛❶栀连犀，知母玄参生地齐。
石膏柴胡人参①草，便实参去大黄跻。②
姜枣煎加一匙醋，阳邪里实此方稽。③

注：
❶ 饮，陶节庵。
① 甘。
② 去人参，加入大黄。
③ 发斑虽由胃热，亦诸经之火有以助之。青黛、黄连清肝火，栀子清心肺之火，玄参、知母、生地清肾火，犀角、石膏

清胃火。引以柴胡，使达肌表；使以姜、枣，以和营卫。热毒入里，亦由胃虚，故以人参、甘草益胃。加醋者，酸以收之也。

辛夷散 湿热鼻䏦

辛夷散❶里藁①防风，白芷升麻与木通。
芎细②甘草茶调服，鼻生息肉此方攻。③

注：
❶ 严氏。
① 本。
② 川芎、细辛。
③ 肺经湿热，上蒸于脑，入鼻而生息肉，犹湿地得热而生芝菌也。诸药等份，末服三钱。辛夷、升麻、白芷能引胃中清阳上行头脑，防风、藁本能入巅顶燥湿祛风，细辛散热通窍。川芎散郁疏肝，木通、茶清泻火下行，甘草甘平，缓其辛散也。

苍耳散 风热鼻渊

苍耳散❶中用薄荷，辛夷白芷四般和。
葱茶调服疏肝肺，清升浊降鼻渊瘥。①

注：
❶ 陈无择。

① 苍耳子（炒）二钱半，薄荷、辛夷各五钱，白芷一两，末服。凡头面之疾，皆由清阳不升，浊阴逆上所致。浊气上灼于脑，则鼻流浊涕为渊。数药升阳通窍，除湿散风，故治之也。

妙香散 惊悸梦遗

妙香❶山药与参芪，甘桔二茯远志随。
少佐辰砂木香麝，惊悸郁结梦中遗。①

注：
❶ 散，王荆公。
① 山药二两（乳汁炒），人参、黄芪（蜜炙）、茯苓、茯神、远志（炒）各一两，桔梗、甘草各三钱，辰砂二钱，木香二钱半，麝香一钱，为末，每服二钱，酒下。山药固精，参、芪补气，远志、二茯清心宁神，桔梗、木香疏肝清肺，辰、麝镇心，散郁辟邪，甘草补中，协和诸药，使精、气、神相依，邪火自退。不用固涩之药，为泄遗良剂，以其安神利气，故亦治惊悸郁结。

除痰之剂 十首、附方五

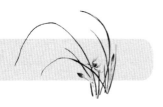

二陈汤 一切痰饮

二陈汤❶用半夏陈,益以茯苓甘草臣。①
利气调中兼去湿,一切痰饮此为珍。②
导痰汤内加星枳,顽痰胶固力能驯。③
若加竹茹与枳实,汤名温胆可宁神。④
润下丸⑤仅陈皮草,利气祛痰妙绝伦。⑥

注:
❶《局方》。
① 半夏(姜制)二钱,陈皮(去白)、茯苓各一钱,甘草五分,加姜煎。
② 陈皮利气,甘草和中,苓、夏除湿,气顺湿除,痰饮自散。
③ 加胆星以助半夏,加枳实以成冲墙倒壁之功。
④ 二陈汤加竹茹、枳实,名温胆汤,治胆虚不眠。
⑤ 丹溪。
⑥ 陈皮(去白)八两,盐五钱(水浸洗),甘草二两,蜜炙,

除痰之剂

蒸饼糊丸,姜汤下,或将陈皮盐水煮晒,同甘草为末,名二贤散,不可多服,恐损元气。

涤痰汤 中风痰证

涤痰汤❶用半夏星,甘草橘红参茯苓。
竹茹菖蒲兼枳实,痰迷舌强服之醒。①

注:
❶ 严氏。
① 治中风痰迷心窍,舌强不能言。半夏(姜制)、胆星各二钱半,橘红、枳实、茯苓各三钱,人参、菖蒲各一钱,竹茹七分,甘草五分,加姜煎。此即导痰汤。加人参扶正,菖蒲开瘀,竹茹清金。

青州白丸子 风痰惊悸

青州白丸星夏并,白附川乌俱用生。
晒露糊丸姜薄引,风痰瘫痪小儿惊。①

注:
① 半夏(水浸去衣)七两,南星、白附子各二两,川乌(去皮脐)五钱。四味俱生用,为末,袋盛,水摆出粉,再擂再摆,以尽为度,瓷盆盛贮,日晒夜露,春五夏三秋七冬十日,糯米糊丸,姜汤下,瘫痪,酒下,惊风,薄荷汤下。痰之主也,由于风寒湿。星、夏辛温,祛痰燥湿;乌、附

辛热，散寒逐风。浸而曝之，杀其毒也。

清气化痰丸 顺气行痰

清气化痰❶星夏橘，杏仁枳实瓜蒌实。
芩苓姜汁为糊丸，气顺火消痰自失。①

注：
❶ 丸。
① 半夏（姜制）、胆星各两半，橘红、枳实（麸炒）、杏仁（去皮尖）、瓜蒌仁（去油）、黄芩（酒炒）、茯苓各一两，姜制，糊丸，淡姜汤下。气能发火，火能生痰。陈、杏降逆气，枳实破滞气，芩、瓜平热气，星、夏燥湿气，茯苓行水气。水湿火热，皆生痰之本也，故化痰必以清气为先。

常山饮 痰疟

常山饮❶中知贝取，乌梅草果槟榔聚。
姜枣酒水煎露之，劫痰截疟功堪诩。①

注：
❶《局方》。
① 常山（烧酒炒）二钱，知母、贝母、草果（煨）、槟榔各一钱，乌梅二个，一方加穿山甲、甘草。疟未发时，面东温服。知母治阳明独胜之热，草果治太阴独胜之寒，二经和则阴阳不致交争矣。常山吐痰行水，槟榔下气破积，贝母

清火散痰，乌梅敛阴退热。须用在发散表邪及提出阳分之后为宜。

滚痰丸 顽痰怪病

滚痰丸❶用青礞石，大黄黄芩沉木香。

百病多因痰作祟，顽痰怪证力能匡。①

注：

❶ 王隐君。

① 青礞石一两，用焰硝一两，同入瓦罐，盐泥固济，煅至石色如金为度，大黄（酒蒸）、黄芩（酒洗）各八两，沉香五钱，为末，水丸，姜汤下，量虚实服。礞石剽悍，能攻陈积伏匿之痰；大黄荡实热，以开下行之路；黄芩凉心肺，以平上僭之火；沉香能升降诸气，以导诸药，为使。然非实体不可轻投。

金沸草散 咳嗽多痰

金沸草散❶前胡辛，半夏荆甘赤茯因。

煎加姜枣除痰嗽，肺感风寒头目颦。①

局方②不用细辛茯，加入麻黄赤芍均。③

注：

❶《活人》。

① 旋覆花、前胡、细辛各一钱,半夏五分,荆芥钱半,甘草(炙)三分,赤茯苓六分。风热上壅,故生痰作嗽。荆芥发汗散风,前胡、旋覆消痰降气,半夏燥痰散逆,甘草发散缓中,细辛温经,茯苓利湿,用赤者,入血分而泻丙丁也。
② 金沸草散。
③ 治同。

半夏天麻白术汤 痰厥头痛

半夏天麻白术汤❶,参芪橘柏及干姜。
苓泻麦芽苍术曲,太阴寒厥头痛良。①

注:

❶ 东垣。

① 半夏、麦芽各钱半,白术、神曲(炒)各一钱,人参、黄芪、陈皮、苍术、茯苓、泽泻、天麻各五分,干姜三分,黄柏(酒洗)二分。痰厥,非半夏不能除;风虚,非天麻不能定。二术燥湿益气,参芪泻火补中,陈皮调气升阳,苓、泻泄热导水,曲、麦化滞助脾,干姜以涤中寒,黄柏以泻在泉少火也。

顺气消食化痰丸 酒食生痰

顺气消食化痰丸❶,青皮星夏菔①苏攒。
曲麦山楂葛杏附,蒸饼为糊姜汁抟。②

注：

❶ 瑞竹堂。

① 子。

② 半夏（姜制）、胆星各一斤，陈皮（去白）、青皮、苏子、沉香（水炒）、莱菔子、生姜、麦芽（炒）、神曲（炒）、山楂（炒）、葛根、杏仁（去皮尖炒）、香附（醋炒）各一两，姜汁和，蒸饼为糊丸。痰由湿生，星、夏燥湿；痰因气升，苏子、杏仁降气；痰因气滞，青、陈、香附导滞；痰生于酒食，曲、葛解酒，楂、麦消食。湿去食消，则痰不生，气顺则喘满自止矣。

截疟七宝饮 祛痰截疟

截疟七宝❶常山果，槟榔朴草青陈伙。
水酒合煎露一宵，阳经实疟服之妥。①

注：

❶ 饮，《易简》。

① 常山（酒炒）、草果（煨）、槟榔、厚朴、青皮、陈皮、甘草等份。水酒各半煎，露之，发日早晨面东温服。常山吐痰，槟榔破积，陈皮利气，青皮伐肝，厚朴平胃，草果消膏粱之痰。加甘草入胃，佐常山引吐也。

收涩之剂 九首、附方二

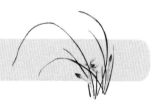

金锁固精丸 梦遗精滑

金锁固精❶芡莲须,龙骨蒺藜牡蛎需。
莲粉①糊丸盐酒下,涩精秘气滑遗无。②

注:
❶ 丸。
① 为。
② 芡实(蒸)、莲蕊须、沙苑蒺藜(炒)各二两,龙骨(酥炙)、牡蛎(盐水煮一日夜,煅粉)各一两,莲子粉为糊丸,盐汤或酒下。芡实固精补脾,牡蛎涩精清热,莲子交通心肾,蒺藜补肾益精,龙骨、莲须皆固精收脱之品。

茯菟丹 遗精消渴

茯菟丹❶疗精滑脱,菟苓五味石莲末。
酒煮山药为糊丸,亦治强中及消渴。①

注：

❶《局方》。

① 强中者，下消之人，茎长兴盛，不交精出也。菟丝子十两（酒浸），五味子八两、白茯苓、石莲各三两，山药六两，酒煮为糊丸。漏精，盐汤下；赤浊，灯心汤下；白浊，茯苓汤下；消渴，米饮下。菟丝强阴益阳，五味涩精生水，石莲清心止浊，山药利湿固脾，茯苓甘淡而渗湿，于补阴之中能泄肾邪也。

治浊固本丸 湿热精浊

治浊固本❶莲蕊须，砂仁连柏二苓俱。
益智半夏同甘草，清热利湿固兼驱。①

注：

❶ 丸。

① 固本之中，兼利湿热。莲须、黄连（炒）各二两，砂仁、黄柏、益智仁、半夏（姜制）、茯苓各一两，猪苓二两，甘草（炙）三钱。精浊多由湿热与痰，连、柏清热，二苓利湿，半夏除痰。湿热多由郁滞，砂、智利气，兼能固肾强脾。甘草补土和中，莲须则涩以止脱也。

诃子散 寒泻脱肛

诃子散❶用治寒泻，炮姜粟壳橘红也。①

河间②木香诃草连,仍用术芍煎汤下。③

二方药异治略同,亦主脱肛便血者。

注:

❶ 东垣。

① 诃子(煨)七分,炮姜六分,罂粟壳(去蒂蜜炙)、橘红各五分,末服。粟壳固肾涩肠,诃子收脱住泻,炮姜逐冷补阳,陈皮升阳调气。

② 诃子散。

③ 诃子一两半(生煨),木香五钱,黄连三钱,甘草二钱,为末煎,白术、白芍汤调服。久泻,以此止之,不止者,加入厚朴二钱。

桑螵蛸散 便数健忘

桑螵蛸散❶治便数,参苓龙骨同龟壳。

菖蒲远志及当归,补肾宁心健忘觉。①

注:

❶ 寇宗奭。

① 桑螵蛸(盐水炒)、人参、茯苓(一用茯神)、龙骨(煅)、龟板(酥炙)、菖蒲(盐炒)、远志、当归等份,为末,临卧服二钱,人参汤下。治小便数而欠,补心虚,安神。虚则便数,故以人参、螵蛸补之;热则便欠,故以龟板滋之,当归润之。菖蒲、茯苓、远志,并能清心热而通心肾,使心脏清,则小肠之腑自宁也。

收涩之剂

真人养脏汤 虚寒脱肛久痢

真人养脏❶诃粟壳，肉蔻当归桂木香。
术芍参甘为涩剂，脱肛久痢早煎尝。①

注：
❶ 汤，罗谦甫。
① 诃子（面裹煨）一两二钱，罂粟壳（去蒂蜜炙）三两六钱，肉豆蔻（面裹煨）五钱，当归、白术（炒）、白芍（酒炒）、人参各六钱，木香二两四钱，桂枝八钱，生甘草一两八钱，每服四钱。脏寒甚加附子，一方无当归，一方有干姜。脱肛由于虚寒，参、术、甘草以补其虚，官桂、豆蔻以温其寒。木香调气，当归和血，芍药酸以收敛，诃子、粟壳涩以止脱。

当归六黄汤 自汗盗汗

当归六黄❶治汗出①，芪柏芩连生熟地。②
泻火固表复滋阴③，加麻黄根功更异。④
或云此药太苦寒，胃弱气虚在所忌。

注：
❶ 汤。
① 醒而汗出曰自汗，寐而汗出曰盗汗。
② 当归、黄柏、黄连、黄芩、二地等份，黄芪加倍。
③ 汗由阴虚，归、地以滋其阴；汗由火扰，黄芩、柏、连以

泻其火；汗由表虚，倍用黄芪，以固其表。
④ 李时珍曰：麻黄根走表，能引诸药至卫分而固腠理。

柏子仁丸 阴虚盗汗

柏子仁丸人参术，麦麸牡蛎麻黄根。
再加半夏五味子，阴虚盗汗枣丸吞。①

注：
① 柏子仁（炒研去油）二两，人参、白术、牡蛎（煅）、麻黄根、半夏、五味子各一两，麦麸五钱，枣肉丸，米饮下。心血虚则卧而汗即出，柏仁养心宁神，牡蛎、麦麸凉心收脱，五味敛汗，半夏燥湿，麻黄根专走肌表，引参、术以固卫气。

牡蛎散 阳虚自汗

阳虚自汗牡蛎散，黄芪浮麦麻黄根。①
扑法芎藁牡蛎粉②，或将龙骨牡蛎扪。③

注：
① 牡蛎（煅研）、黄芪、麻黄根各一钱，浮小麦百粒，煎。牡蛎、浮麦凉心止汗，黄芪、麻黄根走肌表而固卫。
② 扑汗法：白术、藁本、川芎各二钱半，糯米粉两半，为末，袋盛，周身扑之。
③ 龙骨、牡蛎为末，合糯米粉等份，亦可扑汗。

杀虫之剂 二首

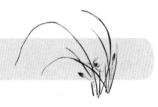

乌梅丸 蛔厥

乌梅丸❶用细辛桂,人参附子椒姜继。
黄连黄柏及当归,温脏安蛔寒厥剂。①

注:
❶ 仲景。
① 乌梅三百个(醋浸蒸),细辛、桂枝、附子(炮)、人参、黄柏各六两,黄连一斤,干姜十两,川椒(去核)、当归各四两,治伤寒厥阴证,寒厥吐蛔。虫得酸则伏,故用乌梅;得苦则安,故用连、柏;蛔因寒而动,故用附子、椒、姜;当归补肝,人参补脾,细辛发肾邪,桂枝散表风。程效倩曰:名曰安蛔,实是安胃。故仲景云:并主下痢。

化虫丸 肠胃诸虫

化虫❶鹤虱及使君,槟榔芜荑苦楝群。

白矾胡粉糊丸服,肠胃诸虫永绝氛。①

注:

❶ 丸。

① 槟榔、鹤虱、苦楝根(东引者)、胡粉(炒)各一两,使君子、芜荑各五钱,枯矾一钱半,面糊丸,亦可末服。数药皆杀虫之品,单服尚可治之,荟萃为丸,而虫焉有不死者乎!

痈疡之剂 六首、附方二

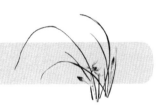

真人活命饮 一切痈疽

真人活命❶金银花①，防芷归陈草节加。
贝母天花兼乳没，穿山②角刺酒煎嘉。③
一切痈疽能溃散④，溃后忌服用毋差。
大黄便实可加使，铁器酸物勿沾牙。

注：
❶ 饮。
① 金银花一名忍冬。
② 甲。
③ 金银花二钱，当归（酒洗）、陈皮（去白）各钱半，防风七分，白芷、甘草节、贝母、天花粉、乳香各一钱，没药五分，二味另研。候药熟，下皂角刺五分，穿山甲三大片（锉，蛤粉炒，去粉用），好酒煎服，恣饮尽醉。忍冬、甘草散热解毒，痈疮圣药，花粉、贝母清痰降火，防风、白芷燥湿排脓，当归和血，陈皮行气，乳香托里护心，没药散瘀消肿，山甲、角刺透经络而溃坚，加酒以行药

势也。
④ 已成者溃，未成者散。

金银花酒 痈疽初起

金银花酒加甘草，奇疡恶毒皆能保。①
护膜须用蜡矾丸②，二方均是疡科宝。

注：
① 金银花五两（生者更佳），甘草一两，酒水煎一日一夜，服尽。
② 黄蜡二两，白矾一两，溶化为丸，酒服十丸，加至百丸则有力，使毒不攻心。一方加雄黄，名雄矾丸，蛇咬尤宜服之。

托里十补散 补里散表

托里十补❶参芪芎，归桂白芷及防风。
甘桔厚朴酒调服，痈疡脉弱赖之充。①

注：
❶ 散，即《局方》十宣散。
① 人参、黄芪、当归各二钱，川芎、桂心、白芷、防风、甘草、桔梗、厚朴各一钱，热酒调服。参、芪补气，当归和血，甘草解毒，防风发表，厚朴散满，桂、芷、桔梗排脓，表里气血交治，共成内托之功。

托里温中汤 寒疡内陷

托里温中❶姜附羌，茴木丁沉共四香。
陈皮益智兼甘草，寒疡内陷呕泻良。①

注：

❶ 汤，孙彦和。
① 附子（炮）四钱，炮姜、羌活各三钱，木香钱半，茴香、丁香、沉香、益智仁、陈皮、甘草各二钱，加姜五片煎。治疮疡变寒内陷，心痞、便溏、呕呃、昏聩。疡寒内陷，故用姜、附温中助阳，羌活通关节，炙草益脾元，益智、丁、沉以止呃进食，茴、木、陈皮以散满除痞。此孙彦和治王伯禄臂疡，盛夏用此，亦舍时从证之变法也。

托里定痛汤 内托止痛

托里定痛❶四物兼①，乳香没药桂心添。
再加蜜炒罂粟壳，溃疡虚痛去如拈。②

注：

❶ 汤。
① 地黄、川芎、当归、白芍。
② 罂粟壳收涩，能止诸痛；桂心、四物活血，托里充肌。乳香能引毒气外出，不致内攻，与没药并能消肿止痛。

散肿溃坚汤 消坚散肿

散肿溃坚❶知柏连,花粉黄芩龙胆宣。
升柴翘葛兼甘桔,归芍棱莪昆布全。①

注:

❶ 汤,东垣。

① 黄芩八钱半(酒炒半生用),知母、黄柏(酒炒)、花粉、胆草(酒炒)、桔梗、昆布各五钱,柴胡四钱,升麻、连翘、甘草(炙)、三棱(酒炒)、莪术(酒洗炒)各三钱,葛根、归尾(酒洗)、白芍(酒炒)各二钱,黄连二钱,每服五、六钱,先浸后煎。连翘、升、葛解毒升阳,甘、桔、花粉排脓利膈,归、芍活血,昆布散痰,棱、莪破血行气,龙胆、知、柏、芩、连大泻诸经之火也。

经产之剂 十二首、附方二十二

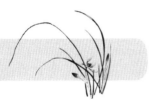

妇人诸病与男子同,惟行经妊娠,则不可以例治,故立经产一门。

妊娠六合汤 妊娠伤寒

海藏妊娠六合汤,四物为君妙义长。①
伤寒表虚地骨桂②,表实细辛兼麻黄。③
少阳柴胡黄芩入④,阳明石膏知母藏。⑤
小便不利加苓泻⑥,不眠黄芩栀子良。⑦
风湿防风与苍术⑧,温毒发斑升翘长。⑨
胎动血漏名胶艾⑩,虚痞朴实颇相当。⑪
脉沉寒厥益桂附⑫,便秘蓄血桃仁黄。⑬
安胎养血先为主,余因各证细参详。
后人法此治经水,过多过少别温凉。
温六合汤加芩术⑭,色黑后期连附商。⑮

121

热六合汤栀连益⑯，寒六合汤加附姜。⑰

气六合汤加陈朴⑱，风六合汤加芄羌。⑲

此皆经产通用剂，说与时师好审量。

注：

① 当归、地黄、川芎、白芍。

② 表虚自汗，发热恶寒，头痛脉浮，四物四两加桂枝、地骨皮各七钱，二药解肌实表，名表虚六合汤。

③ 头痛身热，无汗脉紧，四物四两加细辛、麻黄各五钱，二药温经发汗，名表实六合汤。

④ 寒热胁痛，心烦喜呕，口苦脉弦，为少阳证。加柴胡解表，黄芩清里，名柴胡六合汤。

⑤ 大热烦渴，脉大而长，为阳明证，加白虎汤清肺泻胃，名石膏六合汤。

⑥ 加茯苓、泽泻利水，名茯苓六合汤。

⑦ 汗下后不得眠，加黄芩、栀子养阴除烦，名栀子六合汤。

⑧ 兼风兼湿，肢节烦痛，身热脉浮，加防风搜风、苍术燥湿，名风湿六合汤。

⑨ 下后不愈，蕴毒发斑如锦纹者，加升麻、连翘散火解毒，名升麻六合汤。

⑩ 伤寒汗下后，胎动漏血，加阿胶、艾叶养血安胎，名胶艾四物汤。

⑪ 胸满痞胀，加厚朴、枳实炒，散满消痞，名朴实六合汤。

⑫ 身冷，拘急腹痛，脉沉，亦有不得已而加附子、肉桂散寒回阳者，名附子六合汤。

⑬ 大便秘，小便赤而脉实数，或膀胱蓄血，亦有加桃仁、大黄润燥通幽者，名大黄六合汤。

⑭ 加黄芩、白术治经水过多，黄芩抑阳，白术补脾，脾能

统血。
⑮ 加黄连清热，香附行气，名连附六合汤。
⑯ 加栀子、黄连，治血热妄行。
⑰ 加炮姜、附子治血满虚寒。
⑱ 加陈皮、厚朴，治气郁经阻。
⑲ 加秦艽、羌活，治血虚风痉。

胶艾汤 胎动漏血

胶艾汤❶中四物先，阿胶艾叶甘草全。①
妇人良方单胶艾②，胎动血漏腹痛痊。
胶艾四物加香附③，方名妇宝④调经专。

注：
❶《金匮》。
① 阿胶、川芎、甘草各二两，艾叶、当归各三两，芍药、地黄各四两，酒水煎，内阿胶烊化服。四物养血，阿胶补阴，艾叶补阳，甘草和胃，加酒行经。
② 亦名胶艾汤。
③ 香附用童便、盐水、酒、醋各浸三日，炒。
④ 丹。

当归散 养血安胎

当归散❶益妇人妊，术芍芎归及子芩。

安胎养血宜常服，产后胎前功效深。①

注：

❶《金匮》。

① 妇人怀妊，宜常服之，临盆易产，自无众疾。当归、川芎、芍药、黄芩各一斤，白术半斤，为末，酒调服。丹溪曰：黄芩、白术，安胎之圣药。盖怀妊宜清热凉血，血不妄行则胎安。黄芩养阴退阳，能除胃热；白术补脾，亦除胃热。脾胃健则能化血养胎，自无半产胎动血漏之患也。

黑神散 消瘀下胎

黑神散❶中熟地黄，归芍甘草桂炮姜。
蒲黄黑豆童便酒，消瘀下胎痛逆忘。①

注：

❶《局方》。

① 瘀血攻冲则作痛，胞胎不下，亦由血滞不行。诸药各四两，黑豆（炒去皮）半斤，酒、童便合煎。熟地、归、芍润以濡血，蒲黄、黑豆滑以行血，黑姜、官桂热以动血，缓以甘草，散以童便，行以酒力也。

清魂散 产中昏晕

清魂散❶用泽兰叶，人参甘草川芎协。
荆芥理血兼祛风，产中昏晕神魂帖。①

注：

❶ 严氏。

① 泽兰、人参、甘草（炙）各三分，川芎五分，荆芥一钱，酒调下。川芎、泽兰和血，人参、甘草补气。外感风邪，荆芥能疏血中之风。肝藏魂，故曰清魂。

羚羊角散 子痫

羚羊角散❶杏薏仁，防独芎归又茯神。
酸枣木香和甘草，子痫风中可回春。①

注：

❶《本事方》。

① 羚羊角屑一钱，杏仁、薏仁、防风、独活、川芎、当归、茯神、枣仁（炒）各五分，木香、甘草各二分半，加姜煎。治妊娠中风，涎潮僵仆，口噤瘛疭，名子痫。羚羊平肝火，防、独散风邪，枣、茯以宁神，芎、归以和血，杏仁、木香以利气，薏仁、甘草以调脾。

当归生姜羊肉汤 蓐劳

当归生姜羊肉汤❶①，产中腹痛蓐劳匡。②
亦有加入参芪者③，千金四物甘桂姜。④

注：

❶《金匮》。

① 当归三两，生姜五两，羊肉一斤。
② 产后发热，自汗身痛，名蓐劳。腹痛者，瘀血未去，则新血自不生也。
③ 气能生血。羊肉辛热，用气血之属以补气血，当归引入血分，生姜引入气分，以生新血。加参、芪者，气血交补也。
④《千金》羊肉汤，芎、归、芍、地、甘草、干姜、肉桂，加羊肉煎。

达生散 易生易产

达生❶①紫苏大腹皮，参术甘陈归芍随。

再加葱叶黄杨脑，孕妇临盆先服之。②

若将川芎易白术，③紫苏饮子④子悬宜。⑤

注：
❶ 散，丹溪。
① 达，小羊也，取其易生。
② 大腹皮三钱，紫苏、人参、白术（土炒）、陈皮、当归（酒洗）、白芍（酒洗）各一钱，甘草（炙）三钱，青葱五叶，黄杨脑七个，煎。归、芍以益其血，参、术以补其气，陈、腹、苏、葱以疏其壅。不虚不滞，产自无难矣。
③ 名。
④ 严氏。
⑤ 胎气不和，上冲心腹，名子悬。

参术饮 妊娠转胞

妊娠转胞参术饮❶①，芎芍当归熟地黄。
炙草陈皮②兼半夏，气升胎举自如常。③

注：
❶ 丹溪。
① 转胞者，气血不足，或痰饮阻塞，胎为胞逼，压在一边，故脐下急痛，而小便或数或闭也。
② 留白。
③ 此即人参汤除茯苓，加陈皮、半夏以除痰，加姜煎。

牡丹皮散 血瘕

牡丹皮散❶延胡索，归尾桂心赤芍药。
牛膝棱莪酒水煎，气行瘀散血瘕削。①

注：
❶《妇人良方》。
① 瘀血凝聚则称瘕。丹皮、延胡索、归尾、桂心各三分，赤芍、牛膝、莪术各六分，三棱四分，酒水各半煎。桂心、丹皮、赤芍、牛膝以行其血，三棱、莪术、归尾、延胡索兼行血中气滞、气中血滞，则结者散矣。

固经丸 经多崩漏

固经丸❶用龟板君,黄柏樗皮香附群。
黄芩芍药酒丸服,漏下崩中色黑殷。①

注:
❶《妇人良方》。
① 治经多不止,色紫黑者,属热。龟板(炙)四两,黄柏(酒炒)、芍药(酒炒)各二两,樗皮(炒)、香附(童便浸炒)各两半,黄芩(酒炒)二两,酒丸。阴虚不能制胞络之火,故经多。龟板、芍药滋阴壮水,黄芩清上焦,黄柏泻下焦,香附辛以散郁,樗皮涩以收脱。

柏子仁丸 血少经闭

柏子仁丸❶熟地黄,牛膝续断泽兰芳。
卷柏加之通血脉,经枯血少肾肝匡。①

注:
❶《良方》。
① 柏子仁(去油)、牛膝(酒浸)、卷柏各五钱,熟地一两,续断、泽兰各三两,蜜丸,米饮下。经曰:心气不得下降,则月事不来。柏子仁安神养心,熟地、续断、牛膝补肝益肾,泽兰、卷柏活血通经。

附:便用杂方 三首

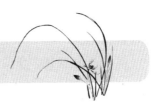

望梅丸 生津止渴

望梅丸❶用盐梅肉,苏叶薄荷与柿霜。
茶末麦冬糖共捣,旅行赍服胜琼浆。①

注:
❶ 讱庵。
① 盐梅肉四两,麦冬(去心)、薄荷叶(去梗)、柿霜、细茶各一两,紫苏叶(去梗)五钱,为极细末,白霜糖四两,共捣为丸,鸡子大。旅行带之,每含一丸,生津止渴,加参一两尤妙。

骨灰固齿牙散 固齿

骨灰固齿❶猪羊骨,腊月腌成煅研之。
骨能补骨咸补肾,坚牙健啖老尤奇。①

注：

❶ 牙散。

① 用腊月腌猪、羊骨，火煅，细研，每晨擦牙，不可间断。至老而其效益彰，头上齿骨亦佳。

软脚散 远行健足

软脚散中芎芷防，细辛四味研如霜。
轻撒鞋中行远道，足无箴疱汗皆香。①

注：

① 防风、白芷各五钱，川芎、细辛各二钱半，为末。行远路者，撒少许于鞋内，步履轻便，箴疱不生，足汗皆香。

小儿稀痘方 一首、附方三

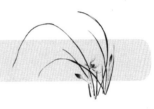

稀痘神方 小儿稀痘方

稀痘神丹①三种豆,粉草细末竹筒装。
腊月厕中浸洗净,风干配入梅花良。
丝瓜藤丝煎汤服,一年一次三年光。②
又方蜜调忍冬末③,不住服之效亦强。④
更有玄参菟丝子⑤,蜜丸如弹空心尝。
白酒调化日二次⑥,或加犀麦生地黄。⑦
此皆验过稀痘法,为力简易免仓皇。

注:
① 米以功。
② 用赤小豆、黑豆、绿豆、粉草各一两,细末,入竹筒中,削皮留节,凿孔入药,杉木塞紧,溶蜡封固,浸腊月厕中;一月取出,洗浸,风干。每药一两,配腊月梅花片三钱,以雪中花片落地者,不著人手,以针刺取更妙。如急出用,入纸套中略烘即干。儿大者服一钱,小者五分,以霜后丝

瓜藤上小藤丝煎汤，空腹服。忌荤腥十二日，解出黑粪为验。每年服一次，二次可稀，三次永不出矣。

③ 顾骧宇。

④ 金银花为末，糖调，不住服之。

⑤ 娄江王相公。

⑥ 菟丝子半斤（酒浸二宿，煮干去皮），玄参四两，共为细末，蜜丸，弹子大，白酒调下，每日二次。

⑦ 又方加生地、麦冬四钱，犀角二两。